Viviendo

ADAMARI LÓPEZ

······································

Viviendo

A CELEBRA BOOK

CELEBRA

Published by New American Library, a division of
Penguin Group (USA) Inc., 375 Hudson Street,
New York, New York 10014, USA
Penguin Group (Canada), 90 Eglinton Avenue East, Suite 700, Toronto,
Ontario M4P 2Y3, Canada (a division of Pearson Penguin Canada Inc.)
Penguin Books Ltd., 80 Strand, London WC2R 0RL, England
Penguin Ireland, 25 St. Stephen's Green, Dublin 2,
Ireland (a division of Penguin Books Ltd.)
Penguin Group (Australia), 250 Camberwell Road, Camberwell, Victoria 3124,
Australia (a division of Pearson Australia Group Pty. Ltd.)
Penguin Books India Pvt. Ltd., 11 Community Centre, Panchsheel Park,
New Delhi - 110 017, India
Penguin Group (NZ), 67 Apollo Drive, Rosedale, Auckland 0632,
New Zealand (a division of Pearson New Zealand Ltd.)
Penguin Books (South Africa) (Pty.) Ltd., 24 Sturdee Avenue,
Rosebank, Johannesburg 2196, South Africa

Penguin Books Ltd., Registered Offices:
80 Strand, London WC2R 0RL, England

First published by Celebra,
a division of Penguin Group (USA) Inc.

First Printing, January 2013
10 9 8 7 6 5 4 3 2 1

CELEBRA TRADE PAPERBACK ISBN: 978-0-451-41709-1

Set in Granjon

Printed in the United States of America

PUBLISHER'S NOTE
Penguin is committed to publishing works of quality and integrity.
In that spirit, we are proud to offer this book to our readers;
however the story, the experiences and the words are the author's alone.
While the author has made every effort to provide accurate telephone numbers
and Internet addresses at the time of publication, neither the publisher nor the
author assumes any responsibility for errors, or for changes that occur after
publication. Further, publisher does not have any control over and does not
assume any responsibility for author or third-party Web sites or their content.

ALWAYS LEARNING   PEARSON

A mis padres por su amor, apoyo y dedicación.

Gracias por hacerme la mujer que soy.

¡Los amo!

Contenido

Contenido

Viviendo

Introducción

No *temo contar mi historia.* Mucha gente piensa que del cáncer no se debe hablar, como si fuera un tabú, pero yo no busqué tener cáncer. ¿Por qué debo callar algo que me tocó vivir y que, cada año, más de un millón de mujeres en todo el mundo debe enfrentar? No es algo de lo que deba sentirme avergonzada, es una realidad que no elegí. Es una enfermedad que me dio y que, así mismo, tuve que enfrentar. Algunas mujeres no se animan a decir que tienen o tuvieron esta enfermedad, y yo quisiera que eso cambie. Cuanto más nos informemos y nos comuniquemos, más nos ayudaremos a combatir el cáncer de seno. Es bueno saber que de esto se puede hablar y que se puede salir adelante. Hay personas que, al ser informadas de que tienen cáncer de seno, toman de inmediato el diagnóstico como una pena de muerte, una catástrofe. Claro está que muchas mujeres no logran ganar esta batalla, desafortunadamente, ya que de verdad es una enfermedad terrible. Pero hay que recordar que muchas sí logran sobrevivir. Por lo tanto, al recibir esta noticia, uno no puede asumir que es una sentencia de muerte definitiva. Debemos luchar y enfrentar esta enfermedad con la mejor actitud posible. Así fue como lo hice yo, y aquí estoy, gracias a Dios, cumpliendo sueños y disfrutando de la vida. Espero que mi historia sirva como uno de los miles de ejemplos de cómo se puede enfrentar este diagnóstico, superarlo y salir aun mejor de lo imaginado.

No obstante, quiero que quede clarísimo que lo que yo diga o exprese en este libro sobre mi experiencia definitivamente no es la única realidad en cuanto a esta enfermedad. Cada mujer pasa por un proceso emocional diferente y lo vive a su manera, con sus tiempos, y eso está bien, es normal. Cada quien se percata de lo que se tiene que percatar cuando le toca, ni antes ni después. Algunas se aferran a Dios, otras lo cuestionan, y ambas reacciones son válidas. No hay que sentirse mal por no vivir esta enfermedad como todas las demás. Cada paciente con cáncer de seno es un caso individual y único, y cada cuerpo lo recibe de manera diferente a nivel físico y psicológico.

Si algo he aprendido a lo largo de este viaje es que lo que nos toque vivir, lo viviremos cada una a nuestra manera. Hay quienes no quieren hablar del tema, otras que no pueden parar de hablar, unas que no les importa mostrar su seno operado, otras que no se atreven. La realidad es que todas pasamos por la enfermedad que lleva el mismo nombre, cáncer de seno, pero a todas nos afecta de una manera diferente. Todas la vivimos desde distintos puntos de vista. Algunas tardan más tiempo en comprender lo que les está pasando y en aceptarlo, otras tardan menos, hay personas que nunca lo podrán entender y hay otras que lamentablemente no logran sobrevivir.

La verdad es que es como una montaña rusa de emociones donde unos días estás bien y otros no. Lo esencial es darse la importancia necesaria a uno mismo en ese momento. Si no quieres hablar, no hables. Si quieres gritar, grita. Si no quieres hacer el amor con tu pareja, no lo hagas. Si no quieres cocinarle a la familia, no cocines. Si no quieres hablar con tu suegra, no hables. Una enfermedad como esta no se trata ni de tu marido o esposa, ni de tus hijos ni de tu suegra, ni de tu propia madre: se trata solo de ti. No hay nadie más importante. Este es tu tiempo. Al fin y al cabo, a las mujeres nos encanta dedicarnos a todos los demás y a veces nos olvidamos de nosotras mismas. Momentos como los que conllevan esta enfermedad sirven como un jamaqueo para abrirnos los ojos y volver a darnos la prioridad que merecemos.

La idea no es dejar todo lo demás a un lado sino más bien reevaluar nuestra vida y ponerlo todo en una balanza. Toma los minutitos del día que necesites para ti misma, es esencial. Después te puedes dedicar al resto de la familia y a los amigos, pero siempre debes guardar un ratito para estar a solas. Ese balance es necesario ya que el apoyo de los seres queridos es importantísimo pero también lo es conectarse con uno mismo e intentar escucharse y respetar lo que tu mente y cuerpo te piden. En realidad, este aprendizaje se puede aplicar a cualquier persona y a cualquier enfermedad. Seas hombre o mujer, recuerda que si no te cuidas tú, no te cuida nadie.

Antes de recibir mi diagnóstico, andaba por la vida sin propósito, sin una razón de ser. Lo que me ha tocado vivir me hacía falta, necesitaba vivirlo. Tenía que pasar por esas experiencias dolorosas para poder ser la mujer que soy hoy día, una versión mejorada de mí misma. Tengo la misma esencia pero comprendo cosas que antes no entendía. Muchos andamos por la vida sin entendernos, sin conocernos, dejándonos llevar por lo que nos toca vivir en el presente, sin aprender del pasado y mirar con esperanza hacia el futuro. Debemos crear conciencia para que, en vez de victimizarnos, aprendamos de las cosas que nos pasan; así nos llenaremos de la fortaleza necesaria para enfrentar el próximo obstáculo en el camino.

A mí lo que más me ha servido es tratar de tomar todo lo que me pasa, sea un tropezón o una caída libre, con una actitud positiva. Si me tumban, me vuelvo a levantar y sigo caminando. Si la vida me lanza al mar, salgo a flote y sigo nadando. Le busco el propósito, la razón y el aprendizaje a la experiencia. Lo último que quiero es victimizarme. Lo último que quiero es que me tengan lástima. La vida es demasiado corta. Hay que poner la mejor cara, sonreír y seguir adelante. Quizás me equivoque pero muchas veces algo nos falta y no nos damos cuenta. Entonces nos pasan cosas duras: es una manera que tiene la vida de darnos un jamaqueo para obligarnos a entender lo que quizás antes no podíamos.

Escribir este libro me ha servido para conocerme mejor y me ha ayudado a procesar momentos difíciles que quizá enterré durante un tiempo para fortalecerme. Estas son mis vivencias, mis experiencias, mis logros y mis equivocaciones. La intención es compartir mi vida contigo pero si en el proceso te inspiro o te brindo alguna esperanza, mejor aún. Sea que te sientas identificado o simplemente te resulte una historia entretenida, hay un hilo que nos une: todos pasamos por momentos buenos y momentos malos, la pregunta es cómo hacemos para sobrellevar los malos y así poder disfrutar a pleno los buenos. A mí me tocó una seguidilla de golpes para los que no estaba preparada pero, si no los hubiese vivido, no estaría donde estoy hoy. Aquí te dejo mi historia. Espero que la disfrutes. Gracias por leerme.

1

. . . .

Un antes y un después

La mañana del 7 de marzo de 2005 comenzó como cualquier otra. Me levanté, desayuné, terminé de hacer maletas y me preparé para ir a una entrevista y sesión de fotos para la revista *Nueva*. Mi hermana Adilsa y yo teníamos planeado partir directo de la entrevista al aeropuerto internacional de Miami en donde tomaríamos un avión para viajar a Argentina. Me habían invitado a participar en un programa llamado *Fear Factor VIP*, que se grababa en Argentina y consistía en reunir a un grupo de artistas o personas reconocidas para que enfrentaran una serie de retos físicos y psicológicos que normalmente producen mucho miedo; por ejemplo, saltar un aro de fuego o comer gusanos. Este proyecto me tenía muy ilusionada ya que no solo constituía un reto personal (por ser un programa diferente al que había hecho anteriormente) sino que también participarían en él algunos de mis queridos compañeros de trabajo —como Ludwika Paleta y Johnny Lozada— y me brindaría la oportunidad de conocer Argentina, lugar al que siempre había querido ir.

La vida me sonreía. Acababa de terminar de grabar mi última novela *Mujer de madera*; vivía con mi novio, Luis Fonsi, con quien recientemente me había comprometido; y estaba por embarcarme en esta nueva aventura con *Fear Factor VIP*. Pero una sentencia alojada en mi seno derecho estaba por cambiar mi destino para siempre.

Antes de partir a la entrevista, Fonsi y yo discutimos sobre alguna bobería y nos despedimos un poco enojados. Él iba rumbo al estudio. Era el primer día de grabación de su próximo disco y, para peor de colmos, en el camino se le pinchó una llanta del carro. Cuando me llamó para contarme, yo le respondí en broma que eso le pasaba por irse de la casa enojado. Como yo estaba yendo hacia mi entrevista, no había nada que pudiera hacer para ayudarlo. No le quedó más que llamar a una grúa y tomarse un taxi al estudio. Sí, fue una mañana algo agitada, tal vez por el estrés que puede causar el comienzo de proyectos nuevos, pero nada fuera de lo común para nosotros.

Llegué a la oficina de la revista *Nueva*, lista para trabajar y charlar y posar para las cámaras. Mi hermana estaba ilusionada con el día ya que le divertía verme en acción y encima esa noche partíamos a nuestra aventura en Argentina. Fuimos recibidas cálidamente, charlamos un poquito con el equipo de la revista y enseguida me sentaron en una silla para comenzar la entrevista. Las preguntas y respuestas fluyeron fácilmente, con risas y buena energía mientras iba revelando, hasta donde deseaba, detalles de mi vida. Entretanto me comenzaron a maquillar y la conversación dio un giro inesperado.

—¿Alguna vez te has preguntado cuál es tu misión en la vida? —me preguntó la periodista.

Ay, era como si hubiesen sabido lo que estaba viviendo. Me emocioné, se me quebró la voz y al comenzar a hablar no pude contener las lágrimas.

Hacía poco había descubierto una masita en mi seno que nunca antes había sentido. Por precaución me mandaron a hacer una biopsia y estaba esperando que me llegaran los resultados en esos días.

Me abrí y les conté esta intimidad porque la experiencia me había hecho ver la vida desde otra perspectiva, pero en ningún momento me imaginé que esa biopsia sería positiva. Simplemente dieron en la tecla con la pregunta porque lo que yo creía que solo sería un susto me había hecho recapacitar y pensar en las demás mujeres que pasan por lo mismo o más. Fue un momento que me hizo reflexionar y agradecer todo lo bueno en mi vida. Mis pensamientos internos —al igual que los que expresé en esa entrevista— eran altamente positivos. Me sentía bien y simplemente me tomé todo ese proceso como un gran susto que me abrió los ojos a la fragilidad de la vida, notando que en un instante todo puede cambiar, pero pensé que mi susto ya había terminado.

Concluí la entrevista diciendo que quizá mi misión era ayudar a otras personas que tuvieran que pasar por lo mismo. Jamás pensé que primero me tocaría hundirme en la profundidad de esta enfermedad y descubrir la manera de navegar lo que vendría para lograr sobrevivir.

Al finalizar la entrevista me sequé las lágrimas, me reincorporé y, como bien dijeron en ese artículo, me puse mi traje de guerrera para dejar de lado mis problemas personales y darles lo mejor de mí en la sesión de fotos.

Luego nos tomamos un descanso para recargar energía y disfrutar de las delicias que nos habían traído para comer. Adilsa, mi hermana, se sirvió un panini de salmón y se sentó, lista para echarle el diente a ese sándwich al que tantas ganas le tenía, pero la interrumpió el sonido de mi celular. Mientras estoy en una entrevista o una sesión de fotos, suelo darle mi celular a mi mánager para que atienda mientras yo no esté disponible; me gusta dedicar atención exclusiva a mi trabajo en ese momento. En esta ocasión le di mi celular a Adilsa, no solo por ser mi hermana, sino porque estábamos esperando el resultado de mi biopsia.

Me serví un plato de comida y me senté justo en frente de ella, dándole la espalda. Al escucharla atender el teléfono le pregunté enseguida quién era y ella muy entusiasmada me contestó: "¡Ay, es Adaline!". Adaline es mi otra hermana y Adilsa asumió que estaba llamando para pedirnos que le trajéramos algún regalito de Argentina. Estaba distraída y no se le había cruzado por la mente que la llamada podría ser por otra razón.

Yo seguí comiendo, esperando escuchar más detalles de la conversación, pero de pronto noté un silencio sepulcral, nada característico de Adilsa. Cuando me di la vuelta, sobre su silla solo quedaba el panini de salmón intacto. Adilsa había desaparecido. Me entraron unos nervios que me nublaron la mente. No sabía si debía seguir comiendo o debía pararme y salir a buscarla. Era raro que mi hermana se hubiese ido sin avisarme. Algo me decía que la noticia no era buena pero, en el fondo, me daba aun más pánico enterarme que lidiar con los nervios de la incertidumbre.

Terminé de comer como pude, me cambié de ropa y me alisté para la sesión de fotos, siempre mirando de reojo a ver si aparecía mi hermana. Di lo mejor de mí, sonriendo y coqueteándole a la cámara, pero por dentro me carcomía la angustia. Algo no estaba bien, yo lo sabía. ¿Dónde se había metido mi hermana? Clic, pose, clic, mirada seductora, y así sucesivamente… Pero la ausencia de mi hermana, a quien seguía buscando con la mirada entre fotos, me tenía loca.

Al tercer cambio de ropa, ya no podía con los nervios. Necesitaba desahogarme, hablar con alguien, pero mi hermana se había llevado mi teléfono y yo no podía hablar de algo tan personal con el equipo de la revista; debía mantener el profesionalismo intacto. Finalmente me animé a pedirle prestado el celular a la muchacha que tan gentilmente me estaba ayudando con el vestuario. Buscaba hablar con alguien cercano, que me conociera, y sin embargo no me animé a llamar a mi hermana Adaline, quien probablemente me podría haber esclarecido el misterio. Adaline no solo había hecho desaparecer a Adilsa sino que era ella quien tenía permiso para recibir el resultado de mi biopsia. Sabía que la noticia muy posiblemente tenía que ver con ese resultado pero no, no estaba preparada para enfrentar la verdad, fuera cual fuese.

Me hice a un lado —como para hacer la llamada en privado— y marqué el teléfono de mi mejor amiga Elianne. Cuando me atendió le dije al instante: "Elianne, algo pasa y no sé lo que es. No debe ser bueno porque Adilsa no aparece". No recuerdo lo que me respondió porque los nervios me trastornaron los oídos. Tampoco sé bien cómo terminamos la conversación.

Le devolví el celular a la muchacha y me dirigí hacia el baño, en busca de un espacio a solas para reincorporarme y seguir adelante. En el camino vi a Adilsa finalmente, sentada en un escritorio al final del pasillo. Cruzamos miradas y ella me miró con una gran sonrisa, una sonrisa que escondía una noticia que cambiaría todo. Rápidamente le pregunté algo que para mí era clave:

—¿Y Fonsi no me ha llamado?

—Sí, que viene para acá —me respondió.

Ese "sí, que viene para acá" me confirmó que algo realmente andaba mal. Normalmente nosotros hacíamos lo posible para no mezclar nuestros trabajos. Ni él se metía en mis cosas laborales ni yo en las de él. Ese era el primer día de grabación de su disco nuevo, se le había pinchado una llanta, no tenía carro, todos factores que sumados hacían que una visita de él fuese realmente improbable, a menos de que se tratara de algo serio.

Me di cuenta de todo pero seguí adelante, quizá sintiendo que, si me mantenía activa, la pesadilla que temía sería simplemente eso: una pesadilla y no una realidad. No le contesté nada a mi hermana, simplemente me dirigí hacia el baño, mi destino inicial al salir al pasillo. Estaba temblando de los nervios pero respiré profundo, me repuse y salí a terminar la sesión de fotos.

Acabábamos de finalizar la última toma y yo estaba por acercarme a ver cómo había quedado todo cuando llegó Fonsi. Tenía una mano en el bolsillo y una expresión extraña. Algo no andaba bien. Le dije que se acercara para que viera cómo habían quedado las fotos pero de un tiro me dijo: "Vengo ahora", y salió disparado de la oficina. Hice lo posible para disimular la situación para que el equipo de la revista no se diera cuenta de la tensión sospechosa que llevábamos todos encima. Por si fuera poco, en el piso de abajo estaba la oficina de una importante revista de chismes, donde se alojaban los editores, periodistas, fotógrafos, todo. Lo último que necesitaba en ese instante era armar un escándalo público para que se enteraran todos de algo que ni yo sabía bien qué era.

Más tarde supe que Adilsa había llamado a Fonsi para contarle lo que estaba sucediendo y él sintió desesperación al no saber cómo hacer para darme la noticia. Ese día cuando llegó al estudio no pudo contener sus emociones y tuvo que salir al instante para no delatarse en frente de todos. Al ratito volvió y, con su mejor actitud, vio las fotos conmigo y me esperó mientras me cambiaba. Cuando salí del vestuario le pregunté qué era lo que estaba pasando pero no me quiso contestar ahí con tanta gente presente. Simplemente me dijo que era mejor si íbamos al carro y hablábamos más tranquilos ahí.

Me despedí de todos, recogí mis cosas y nos fuimos.

Al bajar al estacionamiento del estudio nos encontramos con mi sobrina Adilmarie y su esposo Luis, quienes llegaban recién de su luna de miel. También estaba Adilsa: su carita descompuesta reflejaba que lo que venía no era bueno. Nos montamos en mi carro y les dije:

—Bueno, díganme cuál es la noticia porque algo bueno no puede ser.

Hubo una breve pausa y respondió Fonsi. Habían llegado los resultados de la biopsia:

—Tienes un tumor cancerígeno.

Lo que siguió fue una avalancha de palabras, todos hablando y alentándome a la vez.

Yo sólo pensaba: "¿Cómo que tengo cáncer? ¿Cáncer? ¿En serio?".

Dentro de mi incredulidad ante la noticia sentí una punzada de angustia que por un breve instante paralizó mi vida. Rápidamente enterré ese miedo repentino que de golpe me invadió al ver cómo la preocupación se apoderaba de mis seres queridos. Comencé a bromear. Quizá fue una reacción defensiva, no sé, pero fue lo único que me nació. De alguna manera tenía que cortar con la nube gris que nos estaba envolviendo, buscaba una forma de no sentir que esta noticia lo cambiaría todo… No quería sentir.

De pronto me vino a la cabeza mi viaje a Argentina. Decidí concentrarme en eso. Vería a mis compañeros, a quienes quiero tanto; finalmente conocería el país que tanto quería visitar; y participaría en un programa diferente y divertido con retos nuevos. Yo no iba con el propósito de ganar; no me importaba perder, lo que me ilusionaba era la experiencia. No caía en cuenta de que estaba por enfrentar uno de los retos más grandes de mi vida, donde ganar era la única opción.

Seguimos hablando —o más bien, siguieron hablando— y me explicaron que el viaje ya no iba. Mientras yo terminaba la sesión de fotos con *Nueva*, Adilsa había llamado al programa y había cancelado todo. No iríamos a Argentina. Me entró una desesperación al ver cómo ese plan se hacía añicos. Sentía que era lo único que me mantenía atada a mi realidad de siempre.

—¿Por qué me lo cancelaron? —les pregunté molesta—. Déjenme ir al programa, conocer Argentina, pasarme una semanita allá y, al regresar, pues, bregamos con lo que haya que bregar.

Está claro que no terminaba de aceptar la gravedad de la noticia. Ni me lo podía imaginar porque en realidad no sabía demasiado sobre el cáncer de seno, ni me sentía lista para averiguarlo. Pero la vida te obliga a tomar caminos nuevos cuando menos te lo esperas.

Esa misma noche, cuando ya no estaba enfrente de mi hermana ni de mi sobrina y su esposo, cuando ya no estaba en un lugar público, cuando ya ni siquiera estaba despierta… me desplomé. Me desperté con lágrimas en los ojos. Estaba llorando. Fonsi se acercó y me abrazó. Las palabras sobraban en ese momento. No había nada que él me pudiera decir que me calmara. Él a su vez sabía que ya me había aguantado lo suficiente y necesitaba desahogarme. Ese abrazo me tranquilizó; sentí todo su apoyo a través de ese gesto. Supe que estaba conmigo, que de alguna manera comprendía lo que me estaba pasando, y eso era todo lo que me hacía falta en ese instante. Fue uno de los pocos momentos a lo largo del siguiente año en los que me permitiría sentir abiertamente lo que mortificaba mi corazón y alma.

¿Por qué no me permití llorar y desahogarme más? Porque veía a todo el mundo sufrir, porque no quería pensar que nada malo me fuera a pasar. Soy una persona positiva, siempre intento verle el lado bueno a todo, y este caso no fue diferente. Quizá hoy día me permito llorar mucho más de lo que lloré en aquel momento porque ahora he comprendido que, cuando ocurrió todo, no me permití reaccionar. Era mi herramienta para seguir adelante. Sentía que si me derrumbaba yo, se derrumbaba todo a mi alrededor; no podía dejar que eso pasara. No quería preocupar a mis papás, no quería preocupar a mis hermanos, no quería darle importancia a mi enfermedad. La meta era salir de eso lo más rápido posible y seguir adelante.

Durante esos primeros días, no lograba caer en cuenta de que esto era algo que me estaba pasando a mí, en carne propia. Acepté los siguientes pasos, las citas médicas, las operaciones, como si fueran algo de todos los días. Seguramente fue mi manera —la única que encontré— de no hundirme. Dentro de esa montaña rusa de emociones tenía una cosa clara: mi deber era seguir nadando sin importar cuán agitado estuviera el mar que me rodeaba.

Con la palabra "cáncer" sentía que la palabra "control" se tornaba invisible. Ver cómo un solo instante te puede quitar todo el control de tu vida se puede volver desesperante. En un momento tan frágil, lograr mantener algo de ese control en mis manos era esencial. No podía dejar que esta enfermedad me paralizara. Tenía que seguir adelante. Al día siguiente me tranquilicé y decidí que lo mejor que podía hacer era informarme. La información de alguna manera me devolvería algo del control que sentía estar perdiendo.

Hasta ese momento había oído hablar del cáncer de seno pero la realidad es que no sabía nada sobre esta enfermedad. Hasta ese momento no había un historial de ningún tipo de cáncer en mi familia, había oído de personas que pasaron por eso, pero nunca me tocó de cerca. Ahora me estaba tocando en carne propia. No sabía por dónde empezar. La falta de conocimiento sobre el tema me abrumaba. ¿Qué significaba tener cáncer de seno? ¿Perdería mi seno? ¿El otro también se vería afectado? ¿Tendría que hacerme quimioterapia y radiación? ¿Qué era eso? ¿Me iba a quedar calva? ¿Cómo hace uno para responder todas estas incógnitas? Lo único que sabía era que lo que me tocaba enfrentar iba a ser difícil, muy difícil. Nunca había sufrido un golpe tan duro hasta ese momento. Sin embargo, lo que menos imaginaba era que este solo sería el primero de una seguidilla de golpes inesperados.

2

Mi familia es mi todo

Nací la mañana del martes 18 de mayo de 1971 en un pequeño pueblo de Puerto Rico llamado Humacao, donde todo el mundo se conoce. Y te conocen más aún siendo hija de Vidalina Torres de López y Luis López Rosario. Siete años después de que mis papás tuvieran su último hijo ¡aparecí yo de sorpresa! Y llegué con bombos y platillos. Me cuentan que esa mañana, durante el parto, mi mamá de un momento a otro perdió la consciencia. La partera, al ver lo que estaba ocurriendo, se asustó y comenzó a pegar gritos, pidiendo ayuda. Muchos médicos luego criticaron su reacción; sin embargo, esos gritos causaron tanta alarma que de inmediato acudieron otros doctores a la sala de parto y ayudaron a revivir a mi mamá. Mami dice que, si no fuera por los gritos de esa señora, quizá no hubiera vivido para contar la historia. Y así fue como llegué al mundo: inesperada y a la vez deseada, en medio de un alboroto y rodeada de amor incondicional.

Soy la menor de cuatro hermanos. La mayor, Adilsa, me lleva once años; luego viene Adaline, quien me lleva diez años, y la sigue Adalberto, con siete años más que yo. Desde el primer día mis hermanos me trataron como a su muñequita consentida. Desde el momento en que me vio, mi hermano Adalberto se apoderó de mí como si fuera solo suya. Me protegía a morir, no dejaba que nadie se acercara ni me tocara sin su permiso porque creía que sólo le pertenecía a él. Aun hoy tiene ese rasgo protector conmigo. Me sigue amando y consintiendo como cuando era chica y, como siempre, me regaña poco.

En verdad, todos estamos muy pendientes los unos de los otros. Tengo la dicha de tener una familia increíble. Nos protegemos, nos adoramos y siempre buscamos estar unidos y en armonía. Cuidarnos nos nace naturalmente, también fue así como nos criaron nuestros padres.

Mis padres, Vidalina y Luis, se conocieron en Humacao, Puerto Rico. Según cuentan ambos, un día mi papá estaba paseando por la plaza de Humacao junto a sus amigos cuando sus ojos descubrieron a la mujer de sus sueños. Los padres de Mami tenían una finca en Las Piedras y, para llegar a ella, debían pasar por al lado de la plaza del pueblo. Así fue que, cada vez que pasaban en el carro, mi papá y sus amigos se aseguraban de saludar a mi mamá y a mi tía Iris, quienes les devolvían el saludo a escondidas para que mi abuelo no las viera ni las regañara. Un buen día Papi averiguó dónde quedaba esta finca y se acercó para visitar a Mami; se encontró, sin embargo, con titi Iris. Aprovechó y le preguntó si Mami tenía novio y, cuando le dijo que no, él quedó de lo más contento. Cuando titi Iris le dijo a Mami cuál de los muchachos la había ido a visitar, ella contestó: "Ah, es bajito… Pero es lindo". Después de eso, cada vez que pasaban por la plaza en el carro, y si Papi saludaba a Mami, ella siempre le devolvía el saludo, pero solo a él. Entonces Papi la comenzó a visitar a la finca y luego a la universidad, hasta que un buen día fue a lo de mi abuelo y le declaró que estaba pretendiendo a mi mamá: así fue como formalizaron su noviazgo. Fue amor a primera vista y cincuenta y seis años más tarde, ese flechazo los sigue manteniendo unidos.

Mamá y papá vienen de dos familias muy diferentes y tienen historias casi opuestas pero, como bien dicen, los opuestos, como imanes, se atraen. Así fue para ellos. Mi mamá nació en Ponce, Puerto Rico, pero a los tres meses su familia se mudó a Humacao; ella se siente cien por ciento humacaeña. Tiene una hermana menor, Iris Torres —o como bien le digo yo, titi Iris—, con quien es adoración total. Son muy diferentes pero no importa cuántos desacuerdos pueden llegar a tener: el amor que tiene la una por la otra es incondicional. A diferencia de mi papá, mi mamá es más citadina. Es una mujer muy fina, con una educación sólida, gran lectora, y fue maestra por más de treinta años en Humacao. Ha instruido a varias generaciones del pueblo y la gente la adora. Además, ella no solo enseñaba su clase sino que se preocupaba por cada uno de sus alumnos en un nivel más humano. Los aconsejaba, les daba datos de salud e higiene, les mostraba interés por sus vidas. Por eso siempre la tienen en cuenta y la recuerdan con cariño.

Ya de adultas, ambas casadas y con hijos, pero todavía jóvenes, mi mamá y su hermana sufrieron una de las pérdidas más grandes de su vida: falleció su madre, mi abuela materna, de un derrame cerebral. En su lecho de muerte, mi abuela le pidió a mi mamá prometer que cuidaría de su hermanita, encargo que aceptó con mucho amor y gusto. Por alguna razón mi abuela sintió que mi mamá era la más fuerte y por eso pudo hacerle tal encargo antes de fallecer. Sin embargo, en términos de personalidad, mi tía es muchísimo más fuerte que mi mamá. Mi hermana Adilsa me recuerda mucho a mi tía en ese sentido. Ambas son fuertes de carácter, apasionadas y dicen las cosas como les salen —sin procesar ni editarse, hecho que puede crear algo de angustia en la persona que recibe sus palabras pero también es cierto que uno siempre sabe lo que piensan y dónde está parado con ellas.

Mi papá es otra historia completamente diferente. Nació y se crió en Las Piedras, Puerto Rico. A diferencia de la crianza de mi madre, mi padre es un hombre de campo. Su padre también era un hombre de campo. Viene de una familia de gente buena, trabajadora, que sin tantos recursos a su disposición, logró salir adelante y triunfar. Mi papá es uno de los mayores entre sus hermanos. En ese sentido es parecido a mi mamá, solo que mientras ella tiene apenas una hermana, Papi tiene trece. De joven él también perdió a su madre; eso lo marcó muchísimo. A veces siento que esa ausencia de alguna manera le creó un vacío afectivo. Para los hombres, en general, es difícil expresar sus sentimientos. La madre, naturalmente, con sus gestos de cariño y amor, les enseña a sus hijos esa manera de demostrar amor. Como Papi no tuvo eso a lo largo de su vida joven, no lo logró desarrollar tan fácilmente. Papi demostraba su preocupación y amor de otra manera: era buen trabajador y proveedor, se aseguraba de que todo en la casa marchara bien, estaba siempre pendiente de nuestras necesidades. El amor infinito que tenía por nosotros se sentía, solo que no lo demostraba a través de abrazos, besos y caricias, lo cual me costaba comprender de niña.

Un tiempito después de que mi abuela paterna falleciera dando a luz a uno de sus hijos, mi abuelo se volvió a casar y con su mujer nueva tuvo tres hijos más. Ni me imagino lo que debe haber sido para la señora heredar tantos hijos del matrimonio previo. Sin embargo, todos ellos, como hermanos, siempre se llevaron muy bien, siempre han procurado mantenerse unidos y evitar problemas entre ellos.

De niño, mi papá era dueño de un solo par de zapatos —¿será de ahí que viene mi fascinación y amor por los zapatos?— e iba a la escuela caminando todos los días, pero si había trabajo por hacer en la finca, eso era prioridad. Aprendió de chico que el trabajo duro y la disciplina rendían sus frutos. Esas cualidades lograron solidificarse en él al inscribirse en el servicio militar y pasar dieciocho meses estacionado en Alemania durante la Guerra de Correa. Mi papá de por sí no es un hombre muy expresivo ni es de contar muchas cosas personales, menos aún de hablar de aquella época de su vida. Yo me imagino que deben de haber sido momentos duros. Hay muchas expresiones de afecto y cariño que él no sabe manifestar porque no lo aprendió de niño. Claro está también que aquellas eran otras épocas.

Al conocer a mi mamá y volverse novios, esta jovencita citadina y este jovencito campestre no dejaron que sus diferencias se interpusieran en su amor. A lo mejor a mis abuelos maternos les hubiera gustado que mi mamá se encontrara un hombre con una mejor situación económica; sin embargo, eso no influyó en la manera como trataron a mi papá. Fueron muy inteligentes: en vez de rechazarle el novio a su hija, en vez de pelearle ese amor, decidieron ayudarlos para que salieran adelante, aceptándolo con los brazos abiertos.

Mi abuelo materno le tomó mucho cariño a mi papá y lo invitó a que trabajara en su mueblería. Y fue mi abuelo materno quien ayudó a que mi papá empezara su propio negocio, una mueblería en Las Piedras. Se dio cuenta de que mi papá era un muchacho trabajador que con un poquito de ayuda iba a poder darle la vida que se merecía a mi madre. Ellos dos resultaron ser muy compañeros. Mi papá estuvo a su lado siempre, hasta cuando la diabetes le reclamó la vida a mi abuelo. Gracias a su guía y ayuda, logró tener su primer negocio propio, el cual siguió creciendo gracias a su disciplina y honradez. Con eso logró sacar adelante a su familia, brindándonos una vida en la que nunca nos faltó nada.

Al igual que mi papá, mi mamá también trabajó toda la vida; juntos se complementaron y nos brindaron un hogar armonioso y repleto de amor. Eso fue lo que yo vi y viví y con lo que me crié, y estaré agradecida eternamente porque su ejemplo me ha ayudado a ser quien soy hoy.

Como en muchas familias, en mi familia Papi es el hombre de la casa y cree que manda, pero la que realmente manda es Mami. Con su simpatía e ingenuidad logra lo que quiere. Ella dice que Papi tiene la última palabra pero de niños, cuando queríamos salir y Mami quería decir que no, sin darnos respuesta, nos mandaba a preguntarle a Papi porque la respuesta de Papi siempre era no. Tenían una especie de código armado porque Papi ya sabía que si llegábamos a preguntarle a él primero era porque ya Mami quería decir que no. Sin embargo, si Papi era el que decía que no y luego Mami nos daba el sí, celebrábamos: ¡nos habíamos ganado el sí final!

De mi papá definitivamente aprendí lo que es la disciplina, la responsabilidad y la honradez en el trabajo y la vida. Mi padre es un hombre ejemplar, de palabra, jamás le promete nada a nadie que no pueda llevar a cabo. Tanto en la mueblería como en la funeraria, si hacía falta fiar a algún cliente, y como él era de palabra, no tenían que firmar ni un papel. Él confiaba en que la persona regresaría y le pagaría cuando pudiese hacerlo. De mi mamá aprendí lo que es la compasión y comprensión. Al igual que ella, yo también velo mucho por mis hermanos y ellos también por mí. Me gusta asegurarme de que están bien y, si a alguno de nosotros nos hace falta algo, siempre estamos para quien nos necesite. Ese fue el ejemplo que tuvimos en casa y lo que nos inculcaron, gracias a Dios, a través de los años.

Mis hermanos y yo nos llevamos muy bien, aun siendo bastante diferentes. Adilsa, la mayor, es fuerte, directa, mandona y tiene un corazón inmenso; además, se cree mi mamá. Adaline es más dulce, muy risueña, sabe dar el mejor consejo con las palabras adecuadas y es amorosa y muy sentimental; eso sí, cuando tiene que ser firme, no lo piensa dos veces. Todos son simpáticos pero Adalberto se lleva el premio. Él es la alegría de la casa: el santo hijo, el santo hermano… Es un hermano realmente espectacular. Es bondadoso, cariñoso, dado, se preocupa mucho por todos, tiene muchas atenciones y detalles para con los demás, es confidente, amigo, todo. Cada uno de mis hermanos tiene su encanto especial y me siento dichosa de tenerlos en mi vida. Ahora, me imagino que se preguntarán cómo soy y fui de niña. Pues aquí les comparto algunas anécdotas familiares.

Como ya mencioné, cuando yo nací Adalberto se adueñó de mí como si yo fuera su muñequita de juguete. Me vestía, me consentía y me celaba con mis hermanas. Si él estaba presente, ellas no se me podían acercar; entonces aprovechaban su ausencia para apachurrarme y darme besos y pasar ratitos conmigo. Aparte de jugar conmigo, protegerme y hacerme modelar, en una ocasión a Adalberto se le dio por vestirme de la Virgen María.

Yo tenía varios vestiditos largos que mi mamá había mandado a hacer para cuando participaba en los cumpleaños de mis hermanas o algún otro evento familiar. Siempre me ponían a desfilar o entregar regalitos, cualquier cosita para hacerme lucir. En esta ocasión,

Adalberto eligió uno de estos vestiditos largos, me puso una corona y me llevó a la esquina de nuestra cuadra para que todo el mundo me viera. Durante la Semana Santa en Puerto Rico se suele desfilar por las calles del pueblo con alguna procesión. Pues esa vez, cuando pasó la procesión, se encontraron conmigo paradita en una esquina vestidita de la Virgen María. Yo dejaba que mi hermano hiciera lo que quisiera, así fue que me dio las siguientes indicaciones: "Pon las manitos así, en posición de rezar, quédate aquí paradita con carita angelical". Y yo le seguía las instrucciones al pie de la letra y eso era todo un éxito entre la gente.

Una cosa que me encantaba hacer era jugar con mis hermanos. Cuando mis hermanas tomaron clases de modelaje, me enseñaron a desfilar; cuando tomaron clases de baile, me ponían a bailar… Era la alumna perfecta y ellas eran felices jugando de maestra conmigo. En una ocasión yo había quedado a cargo de Adaline y ella se quedó dormida. Yo aproveché para irme a la cocina, me trepé a una silla y prendí la hornilla donde estaba apoyado el café. Al ratito empezó a echar humo y se quemó la cocina. No pasó a mayores pero, por mi aventurita, la que recibió el regaño fue Adaline, ya que yo solo tenía unos dos añitos. Muchas veces, cuando me quedaba a cargo de mis hermanas, me escurría entre las rejas de la puerta principal de la casa y me escapaba en busca de dulces. Un día una prima quiso seguirme pero su cabeza quedó encajada entre las rejas. ¡Madre mía, la pela que le dieron a mi pobre prima! Y yo salí ilesa. A mí nunca me daban. Mami nos disciplinaba —eso seguro— pero nunca recuerdo que me hayan pegado.

Según mis papás, yo no era muy traviesa sino más bien una niña buena, consentida, muy querida no solo por ellos sino por la gente del pueblo. Con Papi había algo especial. Por él se me salía la baba. Cuando mi papá no estaba, yo tenía que dormir con su almohada por su olor y, cuando sí estaba, era él quien tenía que prepararme la leche, vestirme y llevarme a la escuela. Nosotros vivíamos en el piso de arriba de la mueblería y de chiquita yo aprendí a bajar las escaleras para ir a pasar ratos con mi papá en el negocio. Él sostiene que mi simpatía lo ayudaba a hacer ventas porque había gente que solo pasaba para verme a mí.

Después de un tiempo, mi papá cerró la mueblería y decidió entrar en el negocio fúnebre. Se había enterado de que en Humacao había un negocio a la venta. Cuando fue a averiguar qué era, le dijeron que era una funeraria. Como buen comerciante, decidió que primero debía aprender un poco de qué se trataba ese negocio. Así fue que pasó un tiempito trabajando en una funeraria local en Las Piedras. Una vez vio que era algo que podía llevar a cabo, compró la funeraria en Humacao y ese sigue siendo su negocio hasta el presente. Hoy día tiene otras locaciones más y hasta montó una en el viejo local de la mueblería en Las Piedras.

Cuando pasó a tener la funeraria, yo lo acompañaba a recoger a los difuntos. Una vez nos tocó buscar a uno que había muerto de una puñalada en el corazón. En el camino hacia el médico forense que lo debía examinar, yo no paraba de mirar para atrás con miedo de que el muerto, que tenía los ojos súper abiertos, en cualquier momento saltara y me atrapara. Después de eso no lo volví a acompañar a recoger a los difuntos pero sí lo ayudaba con otras cosas, como a anunciar a los muertos por el altoparlante del carro. Ya más grandecita me llevaba a la escuela en el coche fúnebre y ¡anunciando las notas de duelo de los fallecidos por el altoparlante! Obviamente a esa edad sentía algo de vergüenza pero también entendía que eso era parte de su negocio.

Mi padre y mi madre realmente son un ejemplo de lo que, para mí, son unos padres excepcionales. Juntos han tenido una familia maravillosa, criada con mucho amor. Nos enseñaron disciplina, responsabilidad por el trabajo, nos enseñaron a valorar la educación. Y han hecho muy buen trabajo. Siempre he dicho que si yo volviera a nacer querría volver a nacer en la misma casa. Todos nos procuramos, incluyendo nuestros tíos y tías. Mami es como una hermana más para los hermanos de mi papá, así como lo son todas las esposas de sus hermanos, ya que llevan compartiendo juntos más de cincuenta años. Cabe notar que los hermanos de mi papá se parecen mucho; todos tienen la estampa de mi abuelo paterno.

Una de las cosas que hoy día más disfruto y adoro al llegar de visita a mi casa en Puerto Rico son las reuniones familiares. Todos los domingos se junta la familia a compartir un rato y cada quien va aportando algo a la comida mientras va llegando. Cuando yo voy de visita, siempre se hace alguna reunión familiar especial para aprovechar y estar todos juntos. Nos sentamos a hablar de cómo me fue, de cómo están ellos, de cómo les va. Aunque ya lo hayamos hablado por teléfono, ese momento en donde podemos ponernos al día en persona, con un abrazo y un cariño, es el más especial de todos. Hay pocas cosas que me gustan tanto como estar con mi núcleo familiar: la pasamos bromeando y recordando las mismas boberías de siempre, esas anécdotas que nunca fallan en hacernos carcajear de risa sin importar cuántas veces las hayamos contado. Esos momentos son una parte esencial de mi vida.

Mi papá, mamá y hermanos siempre han sido lo más importante en mi vida. Yo he podido tener novios y relaciones pero, al fin y al cabo, si a ellos no les gusta la persona con la que estoy, en algún momento termino esa relación porque lo que busco es la unidad familiar y lo que espero es que la persona a mi lado pueda participar y ser parte de esta unidad sin disturbarla ni causar problemas.

Mi familia tiene mucho poder sobre lo que yo pienso, digo, hago, quiero. De alguna manera, yo siempre busco su aprobación. No sé si esto es bueno o es malo, pero tengo esa tendencia. Así como nos mantenemos todos unidos y buscamos procurarnos los unos a los otros, esa aprobación para que podamos estar todos juntos y nadie esté molesto es clave para mí. No me gusta ser la que rompe esa armonía. Para evitar eso, tiendo a hacer lo que ellos quieren.

A veces cuando mi mamá quiere que conozca a alguna amiga y trae a otras personas a nuestras reuniones familiares, eso cambia mucho el tono de la fiesta familiar. Cuando yo salgo por la puerta de mi casa, soy enteramente de la gente. Ahora, de la puerta de mi casa para adentro, me pertenezco a mí y a mi familia. Las reuniones familiares para mí son un momento clave y aprecio enormemente pasar ratos todos juntos y solos. Tener que compartir ese espacio con alguien más a veces me choca. Mami y Papi no lo entienden y tampoco tienen por qué. Yo sé que se sienten tan orgullosos que quieren que todo el mundo vea y sepa que la nena está de visita pero, si hay gente que no es parte de mi familia, siento que pierdo el tiempo preciado que yo añoro tener con ellos, solo con ellos. Son los ratitos de mi vida en los que no me tengo que preocupar por qué hacer o no hacer, donde me puedo reír a carcajada abierta y estornudar a todo volumen y decir lo que se me cruce por la cabeza y recordar viejos tiempos y compartir cosas íntimas. Para mí, ese es un espacio atesorado. Sin embargo, como tiendo a evitar la confrontación y opto por complacer, si ella quiere traer amigos ¿cómo le voy a decir que no a mi mamá?

Soy directa, soy fuerte, pero no soy de confrontaciones. Es mi naturaleza. ¿Por qué no me gustan las confrontaciones? La verdad es que no lo tengo claro. ¿Será que tengo miedo de perder el cariño de alguien? ¿Será que no me valoro tanto como debería o será simplemente que me acostumbré a que, como todos los de mi familia son mayores que yo, existe un respeto que no puedo faltar? Realmente no lo sé. Siempre me he sentido querida, consentida, mimada, apapachada. Siempre he sentido que me han dado hasta más de lo que necesito. Quizá por eso sienta que confrontar a mi familia, después de todo lo que me han dado, puede leerse como un acto de desagradecimiento, y por eso también lo evito. A su vez, puede ser que actuar de esta manera haga que me separe un poco de la gente que quiero para no mostrarme de alguna manera vulnerable. Quisiera descubrir por qué actúo de esa manera pero me resulta difícil porque a veces incluso no me quiero confrontar a mí misma. Sin embargo, muchas veces me cuestiono cómo puede ser que me dé miedo perder el amor o el respeto de una persona por decir lo que siento o lo que quiero.

La naturaleza de nuestra casa es muy buena y noble pero todos tenemos opiniones fuertes, todos somos fuertes de carácter y todos pensamos que tenemos la razón. En parte reacciono de esta manera porque sé que, en momentos de coraje, digo cosas con rabia que no son necesariamente lo que quiero decir. Prefiero tomarme uno o dos días para tranquilizarme y analizar bien lo que ocurrió. Al dejar pasar un poquito de tiempo, uno puede ver todo con otros ojos y hasta darse cuenta de que no necesariamente tenía la razón. Prefiero escuchar e irme con mi rabia y mi coraje y dejar la charla para otro día, más tranquilos, para poder ser más justa conmigo y con la otra persona. Siempre fui así, es medio innato.

Los primeros encontronazos en mi vida llegaron de más adulta. Por ejemplo, tengo una mejor amiga a la que adoro: cuando discutíamos, ella buscaba resolver el problema en el acto y para mí eso es lo peor que me puede pasar. Si a mí me obligan a hablar sobre algo que no estoy lista para discutir, mi reacción gutural es decir todo lo que no debo. A mi amiga —siempre se lo he hecho saber— le pido el favor de que no me haga hablar en el momento en que estoy enojada, pero a veces las acciones son más efectivas que las palabras.

Un día, en nuestra época universitaria, ella insistió e insistió con algún tema, que ahora ni me acuerdo qué era. Me llevó al límite. Yo estaba fregando los platos y, en un momento dado, recuerdo que ella estaba en un pasillo que llevaba a los cuartos. Yo tenía un plato en la mano con ganas de tirárselo y decirle: "¡No jorobes más que no quiero hablar!". Era tal la rabia que tenía por sentir que me estaba presionando a discutir cuando yo no quería que, en vez de tirarle el plato a ella, lo aventé dentro del lavadero y se hizo añicos. Desde ese día ella entendió —y yo me di cuenta— que en los momentos en que estoy enojada debo hacerme a un lado porque puedo llegar a ser hasta agresiva, cosa que no es parte de mi naturaleza. Usualmente yo le doy prioridad a todos los demás, así que lo único que pido es que si me ven enojada, que me dejen en paz y me den un tiempito para calmarme. Será lo mejor para mí y para la otra persona porque seguramente después hasta le ceda la razón.

Con mi hermana Adilsa también he tenido mis encontronazos de grande. Ella es una de las que más carácter tiene. A veces puede no tener la razón desde mi punto de vista pero yo no le discuto porque no voy a ganar nada con eso. Si lo hago, lo que vamos a crear es una fricción que para mí es evitable. Yo tengo que comprender que ella es mayor que yo, que tiene su forma de pensar, que puede que no esté en lo cierto, pero que confrontarla no nos va a llevar a nada bueno.

Para mí, lo más importante es mantener la armonía con mi familia porque ellos son mi centro. Y si ese centro se encuentra desequilibrado, las consecuencias las sufrimos todos. Cuando tengo que decir algo que no me gusta, ahora he aprendido que es bueno decirlo. No me lo guardo pero sí sigo evitando hacerlo por medio de una pelea. Por ejemplo, al divorciarme hubo desacuerdos así como coraje, momentos de rabia, momentos de angustia y hasta momentos de no hablar, pero no hubo gritos ni peleas porque no soy así.

Alguna vez me pasó, alguna vez pelee y, por hacerlo, terminé ofendiendo e hiriendo y diciendo cosas innecesarias y arrepintiéndome. Cuando uno explota durante ese instante de coraje, salen palabras dolorosas y es difícil volver atrás. No me gusta esa sensación post-pelea donde quedan ambos lados heridos. Con el tiempo y la experiencia, he aprendido a no dejarme provocar por esos momentos de ira o de rabia y a no llegar a ese extremo. Prefiero callarme, enclaustrarme y dejar que pasen. Aprovecho ese momento de silencio y de paz para pensar bien lo sucedido, para calmarme, para analizar la situación y llegar a una conclusión más cuerda y sana.

Eso mismo fue lo que hice cuando me diagnosticaron con cáncer de seno. Me retiré de la escena laboral, me callé y busqué analizar todas las posibilidades para ver cómo salir adelante. Y no lo podría haber hecho sin el amor de mis seres queridos. La fuerza para sobrevivir esta enfermedad, sin duda alguna, me la dieron mi familia, mis amigos cercanos y mis fans, pero el rol de mi papá también fue esencial.

Para cuando me tocó enfrentar mi enfermedad, mi papá ya había sufrido varios ataques al corazón y contratiempos de salud. De hecho, hoy día solo le funciona un porcentaje pequeño del corazón, pero eso no le quita la fuerza para seguir viviendo.

Mi papá siempre ha sido mi todo, lo máximo, por eso es que su primer ataque al corazón fue un momento muy impactante para mí: ahora solo me acuerdo de ciertas escenas, otras cosas se me han borrado o las he enterrado en mi subsconsciencia.

Yo tenía dieciséis años y cursaba décimo grado. Vivíamos en la segunda planta de un edificio en Las Piedras, Puerto Rico. En el primer piso quedaba la mueblería. En ese momento solo vivíamos mi papá, mi mamá y yo en la casa porque mis hermanos ya se habían ido del hogar.

Una madrugada, a eso de la una de la mañana, mi mamá entró a mi cuarto, me despertó y me dijo que Papi estaba mal. Al instante salté de la cama, me puse un pantalón arriba de la bata y con los rolos puestos salí del cuarto. Andaba como doña Florinda porque mi mamá me ponía los rolos en el pelo todas las noches antes de dormir para que al día siguiente fuera con el pelo ondulado a la escuela. Cuando entré a la sala vi a mi papá caminando lentamente, con la mano en el pecho, haciendo un esfuerzo sobrenatural para llegar a la puerta, rechazando todo tipo de ayuda a pesar del dolor clavado en su corazón. Mami ya estaba vestida y saliendo por la puerta para adelantarse a sacar el carro del garaje. Yo no hallaba qué hacer. Papi no quería que nos acercáramos, estaba empecinado en salir de la casa y bajar las escaleras a la calle solo, sin ayuda. Lo que me nacía era darle una mano pero como no aceptaba ayuda lo seguí sigilosamente por las escaleras, en caso de que precisara algo. Veía cómo le faltaba el aire, tenía la cara descompuesta y llevaba la camisa media abierta. Así y todo, midiendo cada paso con cuidado, llegó al carro, se montó y salimos disparados al CDT (Centro de Diagnóstico y Tratamiento).

En Las Piedras no hay un hospital sino un CDT. Este centro sirve para estabilizar al enfermo y luego mandarlo en ambulancia a otro pueblo donde sí haya un hospital. Llegamos a ese CDT desesperados. Enseguida montaron a Papi en una camilla y lo atendieron en el acto. De repente me di cuenta de que, al saber que habíamos llegado al lugar donde lo podían ayudar, Papi finalmente se relajó, se entregó a esas manos profesionales y perdió el conocimiento. Ese es un momento y un ejemplo de fortaleza que jamás se me borrará. Es una inspiración. Yo lo veía tan angustiado, tan adolorido, pero a la misma vez luchando tanto que me impresionó. Uno copia inconscientemente patrones que ve en la casa al crecer. En mi caso, ese día que observé a mi papá más débil y más fuerte que nunca me marcó de tal manera que me sirvió más adelante en uno de los momentos más duros de mi vida.

Al terminar de revisar y estabilizarlo, lo subieron a una ambulancia con nosotras dos a su lado. Recuerdo estar en la ambulancia y mirar para atrás, por la ventana, llorando a lágrima tendida con Mami sin saber cómo podía llegar a terminar este episodio. Llegamos al hospital y enseguida tomaron control los doctores de turno. A partir de ahí ya no me acuerdo mucho más. El hecho de no acordarme me resulta muy interesante porque es el mismo comentario que hace mi familia cuando les pregunto cómo vivieron mi enfermedad. Se ve que todos tendemos a bloquear muchos de esos momentos de angustia como mecanismo de defensa. Sí sé que en las siguientes horas y días, le hicieron un cateterismo y luego una operación de corazón abierto, y salió bien.

Desde ese momento hasta ahora, ese miedo de perder a mi papá nunca más se me ha quitado. Cada vez que me dicen que Papi no está bien, mis lágrimas y mi angustia instantáneas son inevitables. Me desespero. Es algo que no puedo controlar. Muchas veces, estando yo en México o en Miami, Papi pide que no me digan nada porque sabe lo que sufro al enterarme de estos episodios —que ocurren a veces hasta más de una vez por año— porque siempre cree que se va a estabilizar y va a estar bien. Pero yo prefiero que me digan. Prefiero pasar por mi angustia que no saber nada. El año pasado tuvo varias complicaciones de salud, la última siendo justo antes de que se terminara el programa *Mira quién baila*. Y este año, hace muy poquito, le dio un fallo renal. Salió bien pero eso no quita que todas las semanas haya alguna queja o alguna visita al hospital, algunas por seguimiento y otras porque no se siente bien. Sin embargo, después de la mayoría de sus internaciones, siempre demostró una fortaleza y unas ganas de seguir viviendo que creo fueron un ejemplo clave para mí y que me sirvieron inconscientemente para salir de mi propia enfermedad.

Con Mami es diferente. Cuando ella se enferma, me angustio pero no me entra esa misma desesperación. Quizá sea porque la situación de Mami es parecida a lo que me pasó a mí y le vino a pasar ahora, en mi adultez, habiendo ya pasado por varios de mis propios golpes. Sin duda, no es nada fácil lo que tiene pero como yo he vivido una rama de esa enfermedad, lo veo más manejable. La he visto muy mal y decaída, sufriendo mucho por su enfermedad, pero siempre tengo la sensación de que ella se va a reponer. Con Papi, mi angustia se debe a no saber si va a lograr reponerse. Veo su salud como algo más frágil. Mi mamá es un roble, la que nos da fuerzas a todos; es vivaracha, positiva. Siempre la vi más fuerte que a todos nosotros juntos. Papi, por el otro lado, me resulta un misterio porque no habla mucho; uno no sabe bien lo que piensa, lo que siente. Entonces cuando se queja es porque realmente ha llegado a su límite y no puede más. Y esa impresión me causa más angustia. Hoy día entiendo que lo de mi papá me causa más angustia porque lo tuve que vivir de adolescente. Fue una impresión que me quedó grabada de por vida. Sin embargo, con los años me he dado cuenta de que, en realidad, Papi es el más fuerte y Mami es la más frágil a la hora de enfrentar sus propias enfermedades. Cuando Mami se enfermó, surgió una vulnerabilidad y una fragilidad que yo nunca antes le había visto. Me hizo recapacitar y verla desde otro punto de vista. A medida que uno va creciendo, algunos velos que llevabas puestos desde niño se van cayendo y entonces puedes ver la realidad desde otra perspectiva, con otra luz.

La vitalidad de mi papá es increíble. Por momentos nos da esos sustos y sufre mucho pero levanta la cabeza y sigue andando. En los últimos años le ha dado diabetes, ha tenido un fallo renal, perdido un ojo, capacidad auditiva… pero siempre se incorpora y sigue adelante. Ante todo ha mostrado mucha fortaleza aunque ahora, quizá con la edad más avanzada, le ha cambiado un poco la actitud. Antes le pasaba de todo pero seguía diciendo que él estaba bien. Ahora se queja un poco más y, cada vez que le da algún dolor de pecho u otra enfermedad, dice que ya está listo para irse al otro lado. Ya no tiene las mismas ganas y fuerza para seguir viviendo y, considerando su edad y todos los dolores físicos que debe soportar diariamente, es entendible. Papi no le teme a la muerte. Él vive en armonía con Dios, es un hombre de bien, muy honesto (a veces demasiado) y siempre ha sido recto y de palabra. Siente que ha hecho las cosas de la mejor manera posible y, cuando Dios se lo quiera llevar, le dará la bienvenida. Además, está acostumbrado a lidiar con la muerte por la funeraria. Es más, ya tiene su ataúd apartado desde hace más de diez años. En cambio mi mamá sí le teme a la muerte y su angustia tiene que ver con la posibilidad de sufrir. No está preparada para pasar un dolor prolongado. Mentalmente no lo podría digerir bien. Ya le tocó estar muy mal durante un año seguido y teme que eso se repita.

Cada uno es un mundo único y diferente. Lo que uno puede tolerar muerto de la risa, al otro lo hace romper en llanto y viceversa. Y ni hablar de lo que es enfrentar esos retos de joven versus el hecho de enfrentarlos ya en la tercera edad. Son etapas demasiadas diferentes en la vida como para comparar y comprender el por qué de cada reacción. Simplemente debemos apoyarnos y aceptar la vivencia de cada uno, y así seguir nadando.

Mirando hacia atrás, me doy cuenta de que he sido y soy una persona muy feliz. Tuve una infancia preciosa con mis papás y hermanos. He vivido en un hogar maravilloso, me han querido, he trabajado desde chiquita en lo que me gusta. Tuve buenos amigos en la escuela que siguen en mi vida hoy día. Con mi familia logramos viajar y disfrutar de salidas todos juntos y siempre tuvimos nuestras necesidades cubiertas. Es más, si mal no recuerdo, lo único que no me compraron de chiquita —que me quedó resonando y hasta hoy día no he logrado olvidar— fue un par de patines. Todavía se lo saco en cara a mi mamá y ella me dice: "¡Es que me jorobaste tanto con esos benditos patines!". Claro, cuando me dijo que me los iba a comprar en aquel entonces, a cada ratito le preguntaba: "Mami, ¿ya me vas a comprar los patines? Mami, ¿ahora es que vamos? Mami, Mami, Mami…". Hasta que se cansó y me dijo que, por preguntar tanto, ya no me los iba a regalar. Y lloré como una magdalena pero ella siguió firme y no me los compró. Disciplina. ¡Pero todavía me acuerdo! Ahora, si eso es lo único que no me dieron de todo lo que quise, no me puedo quejar.

Vivir con padres trabajadores como los míos, con historias tan opuestas que se complementan tan bien, fue una verdadera bendición y un gran ejemplo. Hoy día los veo y pienso: "Ojalá yo pueda tener eso algún día y pueda criar a mis hijos como ellos nos han criado a nosotros, llenos de amor y disciplina, protegiéndonos y siempre procurando por nuestro bienestar".

Sin el apoyo de mi querida familia, enfrentar las etapas que me cayeron encima como baldes de agua helada hubiera sido casi imposible. Mi papá, mi mamá y mis tres hermanos son mi centro, los que me impulsan a seguir adelante, a crecer, aprender, mantener la fe y ser mejor persona. Daría todo por ellos y sé que ese sentimiento es mutuo ya que ellos lo dieron todo para ayudarme a salir de algunos de los momentos más difíciles de mi vida.

3

....

Los pasos previos a
la trama principal

En diciembre de 2004 sentía que estaba en la cima de la felicidad. Estaba grabando *Mujer de madera*, planeaba ir a pasar las fiestas con mi familia, tenía un noviazgo lindísimo que pronto, para mi gran sorpresa, se estaría formalizando; mi vida estaba llena de amor y paz. Jamás me hubiera imaginado que en tan solo un año todo cambiaría tan drásticamente.

Todos los diciembres me reúno con mi familia a celebrar las fiestas navideñas y de fin de año. Gozo enormemente de ese descanso y de poder compartir un rato con mis seres más queridos. Nuestra tradición es juntarnos el 24 de diciembre para compartir una cena de Nochebuena y luego, al sonar las doce de la noche, celebramos la Navidad con regalitos repartidos. De esta manera, el 25 de diciembre podemos aprovechar para pasar un rato con otros familiares o las familias de nuestros cónyuges, novios o quien sea que tengamos pendiente. Esta Navidad era igual que las demás.

Yo volé de México —donde seguía grabando *Mujer de madera*— rumbo a Puerto Rico para allí encontrarme con toda mi familia, Fonsi, sus papás, sus hermanos y el resto de su familia. Habíamos decidido hacer una gran reunión familiar entre ambas familias el

30 de diciembre. La lógica era parecida a la del 24: al reunirnos el 30 y celebrar el final del año, cada uno podría hacer lo que deseaba el 31, ya fuera ir a ver a sus familiares, pasarla tranquilo en su casita con su gente más íntima o salir de rumba. Además, como a mi papá le gusta acostarse temprano, decidimos reunirnos un poco más temprano de lo habitual; así él podría gozarse la fiesta entera.

Toda la planificación de esta fiesta se dio mientras yo estaba trabajando en México. Recibía llamadas para terminar de detallar la organización de la fiesta, cosa que en general me encanta hacer, pero como yo estaba en medio de mi trabajo, no pude estar tan pendiente como solía estarlo, cosa que seguramente les vino a ellos como anillo al dedo. Yo no sospechaba en lo absoluto el verdadero propósito de esa fiesta, no tenía idea lo que tenían entre manos mi novio y nuestras familias.

Hacía más o menos dos años (o dos años y medio) que Fonsi y yo habíamos comenzado nuestro noviazgo. Nos conocimos en México. Los puertorriqueños, como me imagino pasa con todas las nacionalidades, nos tendemos a apoyar e unirnos cuando nos encontramos en un país extranjero. Hay una solidaridad que se crea por compartir la misma cultura y nacionalidad. Además, la nostalgia se apacigua un poco al juntarse uno con otros de tu mismo país estando afuera. Cuando lo conocí, recuerdo que él era un cantante comenzando su carrera, más joven que yo, que ya tenía un nombre, pero, como muchos de nosotros, buscaba tener una plaza más fuerte en México como lo hacíamos todos. Un día, Fonsi me llamó para saludarme e invitarme a un concierto para que nos conociéramos y yo acepté. Lo que él no se imaginaba es que yo iba a aparecer con mi novio. Y lo que yo no supe hasta años más tarde es que yo le gustaba a él, por lo que estaba bien emocionado con mi visita; se había perfumado, se había puesto su mejor ropa. Pero, al verme llegar con mi novio se quedó sosísimo porque él se había imaginado que yo iría sola. De todas formas, nos saludamos, platicamos y pasamos un momento muy chévere. De ahí surgió un apoyo mutuo como artistas. Luego, me invitó a otro concierto, pero a ese no fui. Yo estaba saliendo con alguien y estaba tranquila en mi relación. No estaba buscando nada más.

Nuestros caminos se volvieron a cruzar más adelante en unos evento auspiciados por Procter & Gamble. La compañía me invitó al concierto de Fonsi y esta vez decidí ir. Ya había pasado un tiempo y ya no tenía novio. Ahí fue que nos volvimos a encontrar. De esos eventos, coincidimos en el vuelo de regreso a Miami y de ahí en adelante hubo un clic especial que llevó a que intercambiáramos números de teléfono y empezáramos a vernos con más frecuencia. Poco a poco se fue desarrollando una relación de amistad que luego culminaría en lo que fue nuestra historia de amor.

Fonsi supo muy bien cómo enamorarme, cómo hacerme caer rendida y mantenerme sorprendida. Hasta en algunos momentos más difíciles al comienzo de nuestra relación, lograba hacer algo que me derretía y me enamoraba aun más. Me presentó a sus papás, a sus hermanos, quería darme la seguridad de que la relación iba en serio.

Él es una persona sumamente creativa y esa creatividad aplicada al amor, transformaba momentos normales en sorpresas lindísimas, como la primera vez que celebramos juntos el Día de los enamorados, a unos meses de comenzar nuestro noviazgo. Estábamos reunidos en Puerto Rico, pocos días antes del Día de los enamorados, con tres de sus primos, la esposa de uno de ellos, su coreógrafo y la novia, quienes nos dijeron que íbamos a salir juntos ese día. Nos pidieron que nos vistiéramos y fuéramos a la casa de la esposa del primo para comenzar la noche. Lo que a mí me molestó de todo el plan era que no me viniera a buscar Fonsi. Si una persona está interesada en mí, y vamos a salir, eso de encontrarnos en el sitio me parece horroroso. A mí, si me quieren, me tienen que ir a buscar a mi casa. Así que ahí estaba yo ese día, arreglándome, pero furiosa porque no venía por mí. Llegué, como acordamos, a la casa de la esposa del primo y ahí me encontré con los demás. De pronto llegó una limosina a buscarnos y comenzó a desencadenarse la misteriosa sorpresa. Nos subimos y nos dirigimos al apartamento que Fonsi tenía en ese momento. Subimos al elevador y cuando se abrieron las puertas, había un camino con pétalos de rosas y velitas prendidas hasta la puerta de su departamento. Al entrar, nos recibieron los primos de Fonsi, quienes estaban vestidos de chef con delantales puestos. Ellos habían hecho la comida y eran los que nos iban a atender esa noche. También me tenía un regalo para el Día de los enamorados, pero tuve que seguir pistas claramente diseñadas por Fonsi para llegar a encontrarlo. Cuando al fin lo hallé, abrí la cajita y descubrí un anillo Bulgari lindísimo. Entretanto, él se encargó de poner una canción que hablaba de la diferencia entre querer y amar, y así, por primera vez, me dijo: "Te amo".

Él fue realmente un gran amor en mi vida.

No sé qué hubiese hecho sin el amor y apoyo increíble de Fonsi durante todas las etapas de mi cáncer de seno. No solo me brindaba una fuente de fortaleza sino que también supo cómo ser súper discreto y no emitir opinión hasta que yo no dijera lo que quería hacer. Me dio el espacio para que yo me conectara con mi corazón y así tomara mis propias decisiones. Quizá él hubiese manejado algunas cosas de otra manera pero lo que quería era que yo estuviera tranquila.

En el momento en que yo más lo necesité, él estuvo ahí completamente para mí. Hizo todo para que yo estuviera feliz y distraída, y me sacó adelante. Para sacarme de mi preocupación, él transformaba cada sesión de quimioterapia, operación o visita médica en una fiesta. Él hacía hasta lo que no estaba en sus manos para que yo estuviera bien. Siempre le estaré agradecida por la manera como se comportó conmigo durante uno de los momentos más difíciles de mi vida: imagino que para él también fue una experiencia fuerte.

Luego, con el tiempo, las cosas fueron cambiando entre nosotros y la relación dejó de ser la misma. Hoy día me doy cuenta de que me perdí un poco en esa relación. Yo tiendo a darle prioridad a todos los demás antes que a mí misma. Es mi naturaleza. Lo hago con mi familia y, en su momento, también lo hice con él. Lo que él quería, cómo él quería, cuándo él quería, yo lo hacía. Aunque yo deseara otra cosa, si yo veía que él quería lo contrario, no veía razón de negárselo. Ahora he logrado aprender de esos errores y me doy cuenta de que eso estaba mal. Al negarme mis propios deseos y darle más importancia a los de otra persona, me estaba faltando el respeto a mí misma. Es algo que, con el paso del tiempo, he podido reconocer y he tratado de arreglar en mí. Claro, soy humana y, como todos, a veces vuelvo a caer en ese mismo patrón en una relación nueva. La diferencia es que hoy día, aunque se me hace difícil no hacerlo, por lo menos logro reconocer cuándo me estoy comportando de esa manera, lo cual me da la oportunidad de corregirme. De todas las relaciones uno puede aprender algo nuevo de uno mismo para seguir creciendo y mejorando como persona.

Quizá se me hace difícil dejar ir el recuerdo de mi relación con él porque los momentos en los que estuvimos bien fueron de los mejores de mi vida. A veces me cuesta creer que pueda vivir algo así otra vez. Lo más probable es que sí, pero de manera diferente. Sin embargo, sí reconozco que el dolor de la pérdida de esa relación me hizo un poco más escéptica en cuanto al amor. Vivir ciertos golpes me subió las defensas. El miedo de volver a sentir esas mismas penas me creó un caparazón de autoprotección en mis siguientes relaciones, pero estoy trabajando para dejar entrar al que amo. Siento que quizá nunca me logré entregar de la misma manera porque entonces era más chica y más ilusa, no había pasado por todo lo que ya he vivido. Con el tiempo, sin embargo, todo cambia.

Pero para aquel momento, con dos años de noviazgo ya vividos, la etapa era de pura alegría. Habíamos comprado entre los dos una casa en Miami, lo cual era una señal clara del camino al que ambos apuntábamos. De vez en cuando hablábamos de casarnos y de anillos, pero no terminábamos de formalizar nada. Obviamente cuando se tocan esos temas uno aprovecha para dar algunas pistas. En mi caso, en algún momento le comenté que yo soñaba con tener un anillo igual al de mi hermana Adilsa. Hasta le llegué a sugerir que se lo comprara a ella directamente. Adilsa se había divorciado y ese anillo me tenía loca. Estaba montado de una manera espectacular y tenía una piedra lindísima. Siempre me había fascinado. Así que, por no dejar, le pasé el dato en algunas de esas charlas pasajeras.

Ese mismo año, nuestro amigo Iván Rodríguez nos invitó a navegar a la isla de St. Barths junto a su esposa e hijos en su bote espectacular. Aceptamos felices. St. Barths es una isla divina pero carísima, carísima, carísima. Al llegar a la isla enseguida se ven tiendas de Bulgari, Cartier y todas esas marcas impresionantes ¡en el mismo puerto! Anclaron el bote y salimos a pasear por los alrededores. En una de esas, Fonsi y yo entramos en una joyería y comenzamos a ver anillos. Él luego me confesó que le vino perfecto esa visita porque quería ver qué anillos me gustaban, qué tamaño me quedaba bien, en fin, todos esos detalles, para que luego él pudiese tomar una decisión más informada. De pronto vi un anillo espectacular. Cuando lo trajeron y me lo probé fue como si de pronto comenzara a sonar música y solo se iluminara el anillo. Mis ojos se encandilaron de felicidad con el destello de esa joya tan preciosa, parecía una de esas películas románticas. Además, a él le encantaba darme sorpresas y las planeaba siempre con mucho cuidado. Para el, ése podía ser el comienzo de una gran sorpresa para mí. Ya estaba convencido de que ese era el anillo que me iba a comprar, no le cabía la menor duda. Sin embargo, cuando preguntó el precio quedó boquiabierto. No podía creer lo que acababa de oír. La película romántica frenó en seco: ¡Ciento veinte mil dólares! Su cara fue un poema. Sus próximos pasos fueron a lo Speedy González: me quitó el anillo rapidito, lo colocó sobre la bandeja aterciopelada y salió de ahí disparando. ¡Qué risa!

Yo decidí estirar el sueño un ratito más, así que me lo volví a probar, lo observé con ganas, les pedí la tarjeta del negocio y finalmente lo dejé a un lado y me fui. Cuando salí de la tienda me encontré a la esposa de Iván y a sus hijos, pero Fonsi no estaba por ninguna parte. Por un momento pensé que, cual dibujito animado, se había zambullido al agua y se había ido nadando de vuelta a Miami del susto que le pegó el precio de aquel anillo. Yo me reía sola de la escena y seguí paseando. En el camino pasamos por una tiendita que parecía un chinchorro. Entré y me probé tres prenditas, me gustaron y decidí llevármelas. Cuando me acerqué a la caja a pagar, el total fue ¡más de mil dólares! ¡Ay, Dios mío! No sabía qué hacer. Inventé una excusa: dije que tenía que pedirle la tarjeta a mi marido y salí volando.

Finalmente, al anochecer, nos encontramos todos de nuevo y les eché el cuento de mi shock en esa tiendita y de cómo salí disparada. Entonces me volteé hacia Fonsi y le dije: "Pero ven acá, tú te me habías perdido". Refunfuñó, ofendido con que un anillo costara tanto. Le parecía inmoral. ¡Cómo nos hemos reído! Claro, después entendí que él pensaba que ya había resuelto el tema del anillo y que ese mismo era el que me iba a comprar. ¡Hasta que le dijeron el precio y le arruinaron el plan por completo!

Por fin llegó el 30 de diciembre de 2004. Cualquier sospecha que pude haber tenido con respecto a la posibilidad de un compromiso se fue con la Navidad, momento en el que, según pensaba, podría pedirme la mano. Esa noche nos vestimos y partimos en carro para Humacao con su hermana y hermano y sus respectivos novios, y con los papás en el otro carro. La gran fiesta en la que yo creía que solo celebraríamos el Año Nuevo se hizo en casa de mi hermana Adaline.

Llegamos y había comida, música, jolgorio; nos tomamos fotos, nos relajamos, de todo un poco. Cuando se acercó la hora de comer, yo ya estaba muerta del hambre. Y cuando tengo hambre lo único que me interesa es comer. No me charles, no me beses, déjame comer y después vuelvo a la normalidad. Me serví mi plato y me senté a comer, lista para saciarme con esa comida deliciosa. Entretanto vi que Fonsi se sentó al lado mío y se volvió a parar, y al ratito se me acercó y me preguntó si quería una copa de vino. Yo no tomo vino y él lo sabía; yo en general no tomo alcohol pero me siguió insistiendo, estaba como nervioso. A todas estas, yo ni siquiera lo había mirado durante ese intercambio; estaba demasiada concentrada en mi platito de comida. Cuando finalmente me volteé a verlo, me lo encontré paradito con una botella de vino en la mano. Cuando la miré más detenidamente, vi que en vez de una etiqueta tenía una foto de nosotros dos. Y en la otra mano tenía una copa con un anillo adentro. Incrédula yo veía la foto, veía lo copa, lo miraba a él, sin comprender lo que estaba pasando. En eso se arrodilló y me preguntó si me quería casar con él. Me eché a llorar, prácticamente le grité un sí emocionadísima y recién ahí me di cuenta de que todo el mundo estaba parado, tomando fotos y filmando.

Ya él había hablado con mi papá anteriormente pero ahí en la fiesta le pidió formalmente mi mano y yo seguía anonadada con lo que estaba ocurriendo a mi alrededor. Papi le contestó que si el matrimonio no interfería en las cosas de mi carrera, pues que sí, que le daba su bendición, pero que después no se la viniera a devolver. Siguió hablando hasta que lo interrumpimos y le pregunté: "¡¿Pero entonces sí me puedo casar o no me puedo casar?! Porque no estás diciendo nada". Obviamente dijo que sí. Mis papás lo querían mucho.

Mis hermanas lloraban, mi mamá y la mamá de él lloraban, mi cuñada lloraba, yo lloraba. Después, al ver el anillo, no entendía nada porque pensaba que era el anillo de mi hermana, pero de repente vi que mi hermana tenía su anillo puesto. Entonces el que él me estaba dando no era el de mi hermana, ¡era mío! No sabía si era una broma pero, a fin de cuentas, comprendí que todo era verdad. El anillo, al final, me lo mandó a hacer, y se parecía al de mi hermana, pero no era igual, cosa que lo hizo más especial. Claro está que, con todo ese revolú de emociones, ¡ya no comí más!

Terminamos de recibir las felicitaciones y la fiesta ya se iba apagando pero yo no sabía que la celebración continuaría. Nos fuimos a San Juan, llegamos a un sitio y, al abrir las puertas, ¡otra sorpresa! Estaban reunidos nuestros primos, tíos, amigos, todos listos para celebrar el compromiso. Nos divertimos, cantamos karaoke y gozamos en cantidad. Fue una noche inolvidable.

Después de esas fiestas y esa sorpresa inolvidable, regresé a México para terminar la novela, feliz e ilusionadísima con que me iba a casar. Un día, en febrero de 2005, ya de regreso en Miami, estábamos acostados viendo televisión cuando de pronto me picó el senito derecho. Yo casi nunca me rasco con las uñas porque dicen que da estrías, así que con la intención de verme bien, siempre me rasco con las yemitas de los dedos. Pero ese día, al rascarme, sentí algo inusual. Era como una bolita palpable en el seno, como si estuviera tocando un limón. No era chiquito como un granito de arroz, era algo que claramente se sentía. Estaba en un mismo lugar, es decir, no se movía al tocarlo, y podía darle la vuelta con los dedos, sentirlo completo y hasta agarrarlo. Me pareció raro así que le pedí a Fonsi que lo tocara. Él también sintió lo mismo.

Al día siguiente yo partía para Puerto Rico porque tenía que hacerme la prueba de vestido para la boda de mi sobrina Adilmarie, que se casaba al final de esa semana. Sin embargo, al día siguiente de esa prueba, tenía programado viajar a Miami para hacerme otra prueba de vestido. Tendría allá una actividad con mi pareja: íbamos a asistir a los Premios Lo Nuestro y esa sería nuestra primera presentación pública como recién comprometidos. Además, luciría mi bello anillo.

Mi agenda de viajes esa semana estaba que explotaba. De todas formas, como justo iba a Puerto Rico, y como mi seguro médico era de allí, Fonsi me sugirió que aprovechara el viaje y me hiciera ver por un doctor para que me revisara, me explicara qué era esa bolita en el seno y me dijera si estaba todo en orden. La verdad es que no pensamos que fuera algo malo, simplemente queríamos sacarnos la duda.

Esa bolita que sentí en mi seno sí me pareció algo extraña pero no me alarmé de más porque tenía el período; sabía que al menstruar uno puede sentir los senos más hinchados y sensibles. Además, en mi casa no había un historial de cáncer: nadie de mi familia cercana ni de mis amigos cercanos había sufrido algo así, por lo tanto no me alarmé ni pensé en lo peor. La verdad es que uno no sabe lo que es la enfermedad hasta que no la vive de cerca. Tenía conocidos que habían pasado por algo así pero en realidad yo no sabía de qué se trataba.

Al llegar a Puerto Rico fui primero a la prueba de vestido con mi hermana Adilsa, la mayor de nosotros cuatro y la mamá de Adilmarie, mi sobrina que se casaba. Luego, para complacer a mi novio, me acerqué a la oficina de unos doctores, que gracias a Dios son amigos míos y pudieron recibirme ese mismo día. Entré por la puerta de atrás para evitar ser fotografiada y desatar rumores antes de entender yo misma qué era lo que estaba ocurriendo. El socio de mi amigo me revisó. Sintió la bolita y me dijo que probablemente no era nada pero que, para estar seguros, me hiciera una mamografía si la bolita seguía ahí luego de que se me fuera el periodo. Me dio una receta, la metí en mi cartera y salí de ahí como si nada.

Me subí a otro avión y regresé a Miami. Al día siguiente me desperté con un dolor fuerte en el abdomen. Yo no soy de quejarme pero ese dolor me tenía doblada en dos. No sabía qué hacer. No le quería decir a Fonsi porque de inmediato me iba a querer llevar al médico. En esa época no le daba demasiada importancia a las visitas médicas. Sentía que, al ser joven, no debía ser nada grave, y que a esa edad las probabilidades de que me pasara algo eran muy bajas. Aparte de eso, había un tema económico: el seguro médico que tenía no me cubría en Estados Unidos, solo en Puerto Rico. Por ende, también tendía a evitar esos chequeos en Miami.

Además, no podía concebir que me pasara nada grave porque estaba pasando por una época súper feliz. Todo lo que estaba ocurriendo en mi vida era bueno y positivo. Estaba trabajando en México, me había ido súper bien en la novela *Mujer de madera* porque el personaje había gustado muchísimo, estaba recién comprometida, mi sobrina se iba a casar y yo estaba por ir a los Premios Lo Nuestro. Qué iba estar yo perdiendo tiempo en una oficina médica en ese momento. Lo que quería era seguir disfrutando todos estos eventos tan lindos. Así que me callé el dolor y seguí de largo.

Esa tarde mi amiga Cecyl, quien ahora es mi mánager, fue a visitarme a la casa para ponernos al día y compartir un rato juntitas. Pero no aguantaba el dolor y le tuve que pedir que se fuera porque necesitaba acostarme un ratito a ver si se me pasaba. No quería que se enterase Fonsi para no tener que cancelar ninguno de los planes que me tenían y que me hacían tanta ilusión. Nos despedimos y Cecyl se fue, pero al salir de casa quedó un poco preocupada así que decidió llamarlo y avisarle que no me sentía bien. Ella me conoce bien y sabía en ese instante que debía estar sufriendo mucho para terminar nuestra juntada tan repentinamente.

Mientras tanto, en vez de irme a la habitación, me fui al baño y me senté en el piso, dobladita del dolor, deseando con toda mi alma que se me pasara. De repente, sin que me diera cuenta, apareció Fonsi en la puerta del baño y me preguntó: "¿Qué es lo que te pasa?". Le expliqué que me dolía el estómago pero que ya se me pasaría. Pero él no se lo creyó y enseguida me dijo que debería ir al doctor. Le recordé que mi seguro médico no me cubría en Miami, solo en Puerto Rico, así que prefería esperar a ver si se me pasaba antes de incurrir en gastos . Él me insistió en que fuera al día siguiente sí o sí, pero decidí primero terminar los eventos importantes que tenía en Miami y luego partir a Puerto Rico para hacerme ver. El dolor, entretanto seguía presente: a veces más agudo, incomodándome constantemente, pero tampoco me impedía vivir. Así que decidí ignorarlo y seguir con mis planes.

Entonces fui a mi prueba de vestido para los Premios Lo Nuestro, feliz de verme con ese escote maravilloso y sin saber que en el futuro se me haría más difícil lucirlo. Luego me subí a un avión con destino a Puerto Rico porque ese mismo fin de semana se casaba mi sobrina. Estando allá le hice caso a Fonsi y aproveché nuevamente el viaje para descubrir ahora qué pasaba con mi abdomen.

Al llegar a mi cita médica me hicieron varias pruebas y análisis de sangre, pero no saltaba nada específico en el abdomen ni explicación de por qué podría tener ese dolor, que ahí seguía. Quizá yo tolero más de lo que me doy cuenta porque de todas formas pasé por alto ese dolor incesable y fui a la boda de mi sobrina. La pasamos divino, gozamos en cantidad, fue realmente maravilloso ese fin de semana.

Cuando ya estábamos apuntando para volvernos a Miami, yo con mi maleta hecha, lista para salir al aeropuerto, mi hermano Adalberto le comentó a Fonsi que yo todavía no me había terminado de hacer todos los exámenes que debía hacerme. Estaba un poco molesto y me pidió que por favor me quedara. Y que no me subiera a un avión hasta no haberme hecho todos los exámenes necesarios para descubrir qué era lo que me andaba pasando. Recuerdo que, mientras me hablaba, le daba golpecitos a la pared con su mano para dibujar una orden de prioridades, enfatizando que mi salud venía primero.

Le hice caso y me quedé, pero estaba furiosa con él por insistirme tanto en que me quedara: yo seguía pensando que no tenía nada grave, así que no entendía cuál era la necesidad de hacer toda esa escena por algo que seguramente se me iba a pasar. No le daba importancia a lo que sentía en mi cuerpo porque tiendo a no darle importancia a lo que no me gusta. Inconscientemente sí estaba preocupada pero no lo quería reconocer; en realidad le quería huir a esa sensación. Mi vida estaba pasando por un momento tan lindo que me daba rabia pensar que algo así llegara justo en ese instante a arruinarlo todo. En ese momento eran más importantes los vestidos, las fiestas y los acontecimientos que mi salud. Otra lección que aprendí a los golpes.

A regañadientes me fui para la casa de mis papás y al día siguiente me fui a ver con unos radiólogos amigos de toda la vida, personas realmente brillantes: José y Carlos Nassar. Estudié con ellos de niños, crecimos en el mismo pueblo y nos frecuentábamos mucho. Su papá era radiólogo, ellos estudiaron radiología y ahora tienen las oficinas más grandes de radiología de Humacao.

En la recepción del centro, buscando los papeles para hacerme los exámenes del abdomen, encontré la orden de la mamografía. Me palpé rápidamente el seno, noté que la bolita no se me había ido y pensé que no sería mala idea aprovechar la visita y hacerme ese examen también.

Como se dieron las cosas, primero me mandaron a hacer la mamografía ya que, para el examen del abdomen, tenía que pasar las siguientes dos horas tomándome un líquido. Esta era mi primera mamografía pero, al hacérmela, noté que tardaron mucho. Me sacaron una mamografía de un senito, luego del otro, y entraban y salían del cuartito, acomodándome un seno y el otro y nuevamente el derecho, sacándome más placas. La mujer que me estaba examinando entraba, salía, entraba, salía, volvía, me pedía que fuera a otra máquina y así pasó un rato, cosa que me hizo sospechar que algo no andaba del todo bien. Después de finalizar la mamografía me hicieron una sono-mamografía; es decir, un ultrasonido del seno. Salí de ahí un poco preocupada. Me encontré con mi hermano en la sala de espera y nos fuimos caminando a la oficina de mi papá, que quedaba a unas pocas cuadras del centro de radiología. En el camino le comenté a Adalberto que sospechaba que lo que encontraron en el senito no debía ser muy bueno porque me hicieron varios estudios y tardaron mucho. Él me miró y debe de haber visto mi cara de preocupación porque enseguida me dijo: "Ay, nena, si eso es normal, no te preocupes que no pasa nada". Yo dudaba pero me agarré de ese "no pasa nada" para no pensar más en el asunto.

Me terminé de tomar ese líquido horrible para hacerme el siguiente examen que me tocaba —el de abdomen— y volví a las dos horas, como me habían indicado. Al salir de ese último examen me encontré en la sala de espera con los hermanos Nassar. Ya no quedaba mucha gente en el centro, solo algunos empleados y doctores.

Los pacientes ya se habían ido y la mayoría del personal ya había terminado su turno y se había ido a su casa. Mi hermano estaba hablando por teléfono así que yo me dirigí hacia los hermanos Nassar. Carlos, que estaba a cargo de mi examen de abdomen, me dijo que todo estaba bien, que tenía una piedrita, pero que no era nada, que se expulsaría de mi cuerpo sola. Probablemente eso era lo que me había causado ese dolor insoportable. Sin embargo, José prefirió hablar conmigo en su oficina.

José tiene un año más que yo y estudió con un noviecito mío de la secundaria. Cuando salía con este muchacho pasaba mucho tiempo en su clase y ahí fue que conocí bien a José. Mi hermano seguía hablando por teléfono así que José me preguntó si quería esperarlo o si quería ir yendo a su oficina para charlar. Ya me había dado cuenta de que algo no estaba bien porque me estaban tratando con demasiado cuidado, de lo contrario me hubiesen dicho ahí mismo: "Mira, tranquila, no pasa nada". Pero no fue así. Decidí ir a la oficina de José sola—pensando que Adalberto podría acercarse al terminar su llamada— y así ya saldría de la angustia de saber cuál era el problema.

Llegamos a la oficina, nos sentamos, y José me explicó con mucho cuidado que no le había gustado el resultado de la mamografía. No me quería asustar pero no me podía dejar ir sin explicarme lo que estaba ocurriendo y sin asegurarse de que me hiciera una biopsia. Lo que pudo rescatar de la mamografía era que, al parecer, tenía un tumor con las características de un tumor maligno. Al escuchar esa palabra se me paralizó el tiempo. Fue tal el shock que se me apagó la mente y ya no pude prestar atención a todo lo que me siguió diciendo.

¿Maligno? Me puse nerviosa y me dieron ganas de llorar pero

logré controlarme pensando que mi compañero de escuela no m
podía ver llorar desconsoladamente: eso era solo para las novelas. Mi
hermano seguía sin llegar a la oficina, cosa que también me tenía
nerviosa. Cuando al fin llegó, después de lo que a mí me pareció una
eternidad (aunque seguramente solo fueron unos minutos), comenzamos a hablar de los posibles doctores que me podrían hacer la biopsia.
José también hizo hincapié y me aclaró que hacerme esa biopsia
no era algo que podía tomar a la ligera. Que no debía dejar pasar
demasiado tiempo. Que era importante que me la hiciera cuanto
antes. Es más, me pidió que hiciera la cita en ese momento antes de
irme de su oficina, así ya sabría quién me iba a atender y cuándo.

Le agradezco muchísimo esas palabras porque si él no me hubiera expresado esa urgencia, quizá sí lo hubiera dejado para más
adelante y las consecuencias podrían haber sido mucho más graves. Él
mismo me recomendó una persona en San Juan y otra en Humacao.
Preferí la segunda opción porque me sentía más apoyada: tendría a
mi papá y mi mamá cerca, ellos me podrían acompañar y de paso
estaría cerca de casa.

Resultó ser que la doctora de Humacao no tenía la aguja necesaria para hacerme la biopsia. Me dijo que podía esperar a que le
llegara o que podía hacerme una incisión y proceder de esa manera.
El evento de los Premios Lo Nuestro era el siguiente fin de semana y
yo ya tenía un vestido espectacular, escotado, que no podría lucir en
caso de tener una cicatriz recién hecha en el seno. Opté, entonces, por
esperar a que llegara la aguja. Quedamos en que, cuando le llegara,
me avisaría y yo volvería a Puerto Rico para hacerme ese siguiente
estudio. En una de nuestras llamadas aprovechó para tranquilizarme
un poco explicándome que tal estudio se hace a menudo y que no

necesariamente significa que el tumor sea maligno. Antes que nada debía calmarme y esperar esos resultados.

Sus palabras fueron como un salvavidas que me mantuvo a flote un rato más. Dejé los nervios a un lado y me regresé a Miami, lista para disfrutar de los eventos y la fiesta, que en aquel entonces me parecían de suma importancia. Es increíble cómo ciertas experiencias de vida te pueden cambiar la perspectiva tan drásticamente.

Los Premios Lo Nuestro en Miami fueron espectaculares. Se me olvidó todo lo ocurrido en el momento que pisé esa alfombra roja de la mano de Fonsi, mostrando abiertamente el anillo de compromiso y celebrando la boda inminente. Todos me preguntaban los detalles de cómo me pidió la mano, admiraban el anillo, querían saber si ya habíamos fijado una fecha. El bombardeo de preguntas era inevitable pero lo manejamos como solíamos hacerlo: dando un poquito de información aquí y allá, pero guardándonos lo más íntimo. Realmente fue una noche súper especial y la disfruté muchísimo. La posibilidad de distraerme de mis problemas de salud era más que bienvenida. Yo soy una persona muy positiva y siento que centrarse en las cosas positivas —más aún durante los momentos difíciles— es una herramienta clave para llenarnos de fuerza y enfrentar lo que nos toque vivir de la mejor manera posible.

Unos días más tarde recibí el llamado de la doctora: ya tenía la aguja en su posesión y me podía hacer la biopsia, así que me subí a otro avión con destino a Puerto Rico. Nunca antes había sido hospitalizada, nunca me había sometido a una operación, nunca había estado enferma de gravedad como para tener que acudir a esas medidas, así que la experiencia de la biopsia fue algo totalmente nuevo para mí. Lo que más me impresionaba de ese procedimiento era pensar en que me meterían una aguja en el seno sin anestesia, sin nada —y más aún con el miedo que le tengo a las agujas. Tiemblo al recordarlo. Y pensar que esa solo sería la primera de muchas más en los años siguientes… En ese momento no tenía idea de lo que me esperaba.

A la cita me acompañaron mi mamá y mi mejor amiga Elianne. Le expliqué a la doctora el miedo que me causaban las agujas y me dio medio ansiolítico para calmar mis nervios. Quizá podría haberme tomado la pastilla entera pero, como no soy de tomar nada, preferí tomar menos ya que no sabía cómo reaccionaría. De todas formas, también le pedí que me diera algo para taparme la cara o la vista, así no veía lo que me hacía.

La verdad es que me dolió mucho pero como no podía ver nada y seguramente con la ayuda del ansiolítico, me quedé quietita y ella pudo trabajar tranquila. Al terminar, la doctora me enseñó el potecito con líquido y los pedacitos del tumor que había extirpado para el análisis. Me comentó que había visto muchas biopsias como esta y que a simple vista no parecía ser nada de lo que preocuparse. Salí de ahí un poco aliviada por las palabras de la doctora pero también con una nube de preocupación por la incertidumbre de la espera. Me monté en el carro con Elianne y, antes de que llegara mi mamá, se me escurrieron unos lagrimones. Mi amiga tan querida y dulce como siempre me dijo que me tranquilizara, que todo iba a estar bien. Me sequé rápidamente las lágrimas e intenté recomponerme para que mami no me viera y se preocupara. No sé si es que presentía algo o si eran simplemente los nervios de todo el procedimiento, pero en ese instante me permití sentir y me desahogué, aunque solo por unos breves segundos.

Conducimos hasta la casa de mi hermana Adilsa y ahí seguí las recomendaciones que me hicieron para sanar la herida de la biopsia. La aguja que se usa en este tipo de procedimientos es más gruesa de lo que uno se imagina; es como si fuera un popote largo y fino, por ende la herida que queda parece más un huequito que un puntito. Siendo un poquito más grande de lo normal, esa herida tarda en sanarse y entretanto puede sangrar; hay que limpiarla, entonces, y cambiarle las vendas para procurar que no se infecte. La herida se veía un poquito morada así que le puse hielo. Mientras tanto intenté permanecer tranquila y distraerme para no pensar mucho en los resultados posibles.

Durante nuestras vidas, cada vez que enfrentábamos un momento difícil, mis hermanos y yo solíamos buscar una salida cómica para descargar los nervios. En ese momento mi hermano estaba buscando casa. Aún sintiéndome mal me fui con mis hermanos, Mami y el agente inmobiliario a ver las casas que a él le gustaban. Preferí hacer eso y distraerme un rato que quedarme en la casa enfocada en la incomodidad de esa pequeña herida que pronto me revelaría la verdad. Lo último que se necesitaba era que yo me sintiera una víctima y que actuara de esa manera. Quería seguir con el día como si nada de lo ocurrido fuese demasiado importante. Sentí que entre más importancia le otorgara, peor nos pondríamos todos.

En Miami tenía pendiente una entrevista y luego estaba programado mi viaje a Argentina para participar en el programa *Fear Factor VIP*. En lugar de quedarme en Puerto Rico, sin hacer nada durante tres o cuatro días, en la dulce espera de quién sabía qué resultado, decidí regresar a Miami y seguir distrayéndome con mi día a día regular y mis compromisos ya establecidos. En aquel momento, la ley HIPAA (Health Insurance Portability and Accountability Act) ya estaba en efecto. Esta ley, entre otras cosas, protege tus datos personales; por ende, al no estar presente para recibir los resultados en persona, tuve que dejar un permiso escrito y firmado para que alguien allegado a mí lo hiciera. Le di el poder a mi hermana Adaline, quien es médica y conocía a la doctora que me había hecho la biopsia. Así, al recibir el resultado no solo me podría llamar sino que podría ella misma interpretar lo que decía y sacarnos de la duda pendiente. Como Adilsa, mi otra hermana, iba a acompañarme a Argentina, volamos juntas a Miami para prepararnos para ese viaje que nos tenía tan ilusionadas y sin saber que todo se derrumbaría de un instante a otro.

Aquella tarde terrible —antes de darme la noticia del diagnóstico y mientras yo terminaba mi sesión fotográfica—, Fonsi ya había intentado comunicarse con un productor de música conocido, Sebastián Krys, amigo de la cantante Soraya, quien había pasado por algo similar. Pensó que sería la persona ideal para orientarnos un poco y recomendar a qué doctor ir. En Miami no conocíamos a nadie en el mundo médico. Como yo me había hecho los estudios en Puerto Rico, estábamos un poco perdidos.

La sesión de fotos se hizo cerca de un apartamento que teníamos en la playa; ahí estaba viviendo en ese momento mi sobrina Adilmarie mientras se pasaba a su apartamento de casada. Estando tan cerca y necesitando un lugar tranquilo para sentarnos y respirar, nos fuimos todos para allá con el fin de seguir digiriendo la noticia. Yo seguía incrédula y con algo de rabia porque me habían cancelado el preciado viaje a Argentina, que tanta ilusión me daba. Sentados en aquel apartamento veía cómo mi sobrina abría algunos regalos de su boda pero evitaba mi mirada. Mi hermana, nerviosa, también evitaba cruzar una mirada conmigo. Mi novio quería hacer llamadas para solucionar nuestras dudas. ¿Por dónde empezar?

En medio de todo lo que estaba sucediendo me acordé de una amiga de Puerto Rico —Vivian—, que se había venido a vivir a Miami y a quien le habían dicho que tenía células cancerosas. Yo no recordaba con claridad el diagnóstico pero busqué su teléfono y la llamé. Al finalizar la conversación me contó que su hermana, María Elena, acababa de terminar sus sesiones de quimioterapia en esos días y que iba a hablar con ella, que estaba más al día para recomendar doctores y brindarme más información sobre la enfermedad. Quedamos en encontrarnos al día siguiente.

Al cortar el teléfono Adilsa me miró de repente y dijo angustiada, casi gritando: "¡Llora! Llora si tienes que llorar, ¡llora!". Pero a mí no me salían las lágrimas. Verlos tan descompuestos y preocupados me dio un golpe de fuerza. No me podía quebrar en ese momento. No fue sino hasta esa noche, en mi casa, que me desperté en la madrugada llorando. Fonsi me abrazó y no me dijo nada, simplemente me tuvo entre sus brazos. Era lo único que necesitaba en ese momento, ese espacio para llorar tranquila y no tener que hablar ni contener a nadie. Fueron pocos los espacios de ese tipo que me permití en el transcurso de mi enfermedad, quizá por eso los recuerdo tan vívidamente ahora.

La siguiente mañana, mientras me ponía de acuerdo con Vivian para vernos, nos dimos cuenta de que su hermana y yo éramos vecinas del mismo complejo cerrado. Ella vivía al principio y yo al final. Al rato llegaron las dos a mi casa. Vivian y María Elena tienen dos personalidades muy distintas. Vivian es más pausada y tranquila, y María Elena, aun recién salida de su última sesión de quimioterapia, tenía una chispa y una energía impresionante. Esa reunión me abrió los ojos con respecto a lo que es el cáncer de seno. María Elena llegó con lo que yo creía era su pelo pero al ratito me explicó que era una peluca y se la quitó para mostrarme su cabecita calva. También me enseñó cómo le había quedado el seno. Como las dos hermanas estaban operadas, ambas me enseñaron las cicatrices de sus operaciones, muy diferentes la una de la otra. Vivian se quitó ambos senos pero su caso fue diferente al de su hermana porque no tuvo que pasar por sesiones de quimioterapia: el tumor se lo habían encontrado a tiempo. Por otro lado, María Elena, que sí tuvo que hacer quimioterapia, se veía muy bien, llena de vida e ilusionada con seguir adelante; eso también me impactó. No esperaba esa fuerza vital. Fue impresionante porque de pronto me di cuenta de que cada caso, a pesar de sus similitudes, era un mundo aparte. Comencé a comprender que cada cual vive a su manera la enfermedad. No hay reglas. No hay nada que se considere bueno o malo.

Vivian, la menor de las dos hermanas, fue la primera en tener cáncer y lo vivió, desde mi punto de vista, de una manera más catastrófica que su hermana. Para ella fue más difícil manejar la enfermedad a nivel mental y emocional porque físicamente la había agarrado a tiempo y no tuvo que pasar por una quimioterapia. María Elena se lo tomó con mucha más calma, por lo que recuerdo de nuestras conversaciones. Su cáncer fue mucho más agresivo que el de Vivian; por ende, su tratamiento también fue mucho más fuerte. Ella, sin embargo, tenía más esperanza y fortaleza que Vivian para salir adelante.

Ambas historias me ayudaron inmensamente a comprender

un poco más lo que estaba por vivir. Pude ver, de primera mano, la misma enfermedad desde dos perspectivas, con dos resultados diferentes, dos tratamientos distintos, dos operaciones de seno que no quedaron de la misma manera. Me abrieron los ojos y fueron una fuente de información invaluable.

Definitivamente lo que más me sirvió en ese momento y de lo que más me aferré fue de la ilusión y de la fuerza vital de María Elena. Verla con esa energía tan positiva — alegre, tan entera— me calmó y me llenó de esperanza. Ella se convirtió en mi guía y siento que Papa Dios no podría haberme puesto dos mejores personas en mi camino que esas dos muchachas. Fueron una gran bendición y me ayudaron a ver unos rayitos de luz dentro de esa nube de angustia e incertidumbre en la que me estaba sumergiendo.

4

....

De niña estrella al reconocimiento internacional

Siempre he visto el trabajo como una diversión y no como una carga. Quizá sea porque cuando empecé a actuar profesionalmente tan solo tenía siete años y, para mí, a esa edad, todo era divertido menos ir a la escuela; esa sí que era una obligación.

De niña, mi mamá siempre me fomentó las artes. Me inscribió en clases de baile, actuación y hasta en lecciones de piano. Parecía ser que deseaba que yo desarrollara una sensibilidad por las artes. Entre ella y mis hermanos, que siempre me hacían figurar en los desfiles y las fiestas, de alguna manera sentaron las bases de esta carrera de artista. Es curioso, porque a mis tres hermanos mi mamá les inculcó algo totalmente diferente: la medicina. Y con ellos tres también le funcionó la influencia. Adalberto es doctor. Adaline es doctora y está casada con un doctor. Y Adilsa estuvo casada con un doctor.

A mi mamá siempre le gustó la medicina porque le parecía una profesión estable y noble. De chica le inculcaron a ella que la estabilidad era algo clave en una carrera y/o pareja, entonces lo que más quería era que nosotras tuviéramos nuestra profesión y que hiciéramos nuestro propio dinero pero que también tuviéramos a un hombre que pudiera respaldarnos económicamente. De esa manera, lo que nosotras ganásemos lo podríamos usar como quisiésemos. Claro está que ese fue el ejemplo que nos dio porque eso fue lo que ella vivió. Sin embargo, para cuando llegué yo, su sueño de que mis hermanas se casaran con doctores y que los tres tuvieran algo que ver con la medicina se cumplió, así que se concentró en otra cosa —las artes— y qué suerte tuve porque no podría ser más feliz haciendo lo que hago. Eso igual no quitaba que de vez en cuando me dijera: "Búscate un doctor, cásate con un doctor".

Una de las clases que más disfrutaba de niña era la de baile que dirigía Nydia Rivera. Mi mamá me llevaba a estas clases de baile todos los sábados. Nos subíamos al carro e íbamos a Caguas, Puerto Rico, un pueblo cercano al de nuestra casa, para que yo me sumergiera en esos pasos que me brindaban tanta felicidad. Uno de esos sábados, cuando yo tenía siete años, la señora Rivera anunció que había recibido una llamada en la que le pedían que llevara niñas de su academia a una audición para una telenovela. Tenía que elegir ocho niñas de las que estaban presentes porque también irían niñas de otras partes al *casting*. Yo andaba súper emocionada ya que justamente mi mamá me había inscrito en unas clases privadas de actuación, de las cuales ya había tomado dos. El anuncio de la señora Rivera no podría haber sido más oportuno. La posibilidad de que me tocara de la nada, justo en ese momento, ir a una audición para una novela parecía como caída del cielo. Y así lo fue, ya que para alegría de mi mamá y mía, quedé entre las ocho niñas que llegarían a ese *casting*.

El día de la audición, y si mal no recuerdo, nos hicieron leer algunas líneas para examinar nuestra pronunciación; imagino que nos habrán pedido que hagamos alguna otra cosa. La cuestión es que de esa multitud de cincuenta y dos niñas que habían llegado de diferentes partes de Puerto Rico, el nombre que anunciaron al final de la prueba fue nada más y nada menos que el mío: ¡Adamari López! Sin saberlo, se me estaban abriendo en ese instante las puertas a un mundo que se transformaría en mi profesión.

No recuerdo bien esos primeros días de trabajo en mi primera telenovela, *María Eugenia*, pero sí me acuerdo de disfrutar cada día como nadie. Nunca fue un pesar para mí ir al trabajo todos los días. Es que me vestían tan bonita, jugaba con los grandes y todo el mundo me hacía caso. ¿Qué más podía pedir? Obviamente no todo era color de rosa. Había días en los que me cansaba, pero como mi personaje tenía leucemia, en muchas escenas me tocaba estar acostadita, lo que aprovechaba para descansar un poquito y recuperar energía, cosa que a esa edad no me faltaba demasiado. Al tener leucemia, a mi personaje a cada rato le sangraba la nariz. Mi hermana me cuenta que cuando mi sobrina Adilmarie veía esas escenas —ella era una niña chiquita en ese momento—, se ponía a llorar porque no entendía qué pasaba y pensaba que de verdad estaba sangrando.

Como mis papás trabajaban durante el día, no podían llevarme y traerme de la grabación; así fue como quedé a cargo de la señora Rivera, quien con el tiempo también se convirtió en mi mánager. También se volvió una segunda mamá en mi vida porque era la que me cuidaba, me llevaba, me traía y hasta me hospedaba en su casa cuando salía demasiado tarde de grabar. Su apoyo y ayuda en esos primeros tiempos fue otra bendición, y el hecho de haber caído en manos de una buena mujer fue para mis padres un gran alivio porque sabían que estaría bien cuidada.

La disciplina y la responsabilidad siempre fueron características importantes en mi hogar; nos las inculcaron mucho, cosa que creo nos ayudó a todos a salir adelante. Sin embargo, nada como la vida real para darte una cachetada y hacerte aprender una lección en un abrir y cerrar de los ojos.

Recuerdo que en una de mis primeras novelas, el director argentino Grazio D'Angelo, que fue quien me escogió para hacer el papel en *María Eugenia* y quien por mucho tiempo dirigió el canal donde comencé mi carrera, me metió un regañazo que nunca olvidaré. Ese día no me había aprendido la escena completa; me sabía una parte pero la siguiente no. Sin embargo, como usábamos apuntadores, no pensé que sería un problema. En esa época los apuntadores eran grandes y, siendo una niña de ocho o nueve años, no había uno hecho a mi medida. De todas formas lo usaba pero en esta particular escena me sucedió algo inesperado. Cuando la muchacha que hacía de mi hermana en la novela me acariciaba el pelo, sin querer me quitaba el apuntador de la oreja y, como era la parte que no me sabía, la escena tenía que pararse y debíamos volver a comenzar. Pasó una vez más y la tercera fue la vencida. Se frenó la escena por el mismo problema y de pronto vi cómo el director se materializó de la nada y me pegó un grito al frente de todo el mundo; hizo que instantáneamente me saltaran las lágrimas. ¡Qué pena, por Dios! Nunca más se me olvidó la vergüenza que sentí ese día. Fue una lección que permaneció conmigo el resto de mi carrera: ¡No se debe ir al trabajo sin saberse las escenas del día! ¡Nunca más me llegué a equivocar tantas veces seguidas después de esa experiencia!

Lo bueno es que momentos como esos hubo pocos. El resto del tiempo lo seguía disfrutando, casi como si fuese un juego. Hoy día siento que de alguna manera sigo jugando. Disfruto tanto lo que hago que siempre lo he visto como algo divertido, que me encanta. No me resulta una obligación, me parece un placer pero eso no quiere decir que no me lo tome muy en serio. Yo siempre he sido disciplinada en todos los proyectos de trabajo que me he propuesto; espero no haberle fallado a nadie ni haberme fallado a mí misma, que es lo más importante. Entre toda la gente con la que he trabajado, nunca tuve un cruce de palabras con algún compañero; la mayoría de las experiencias que me han tocado han sido muy buenas. También tiene que ver con la actitud que uno trae al trabajo. Yo siempre procuro ser simpática e intento dejar mis problemas personales en casa. No me gusta ventilar mis trapos sucios en el trabajo; me parece poco profesional. Además, espero y aspiro siempre a tratar a todo el mundo por igual, desde el camarógrafo al protagonista de la filmación; para mí no es más importante una persona que la otra. Nunca les niego un autógrafo, una foto o una sonrisa a las personas que me encuentro en las calles. De la puerta para afuera soy de ellos y agradezco que apoyen mi carrera con tanto respeto y cariño. Este respeto por la gente, sin importar de dónde vienen, me fue inculcado desde la niñez.

Al lado de la mueblería de mi padre en Las Piedras había un residencial. En Puerto Rico un residencial es una vecindad donde vive mucha gente de bajos recursos económicos. Eran dos mundos muy diferentes pero yo me crié y me acostumbré a compartir de la misma forma en ambos lugares. Siempre nos tratamos todos como iguales, no se hacían diferencias. Muchos de los empleados de mi papá vivían en el residencial, hasta la mano derecha de mi papá vivía ahí. La esposa de este señor nos hacía de comer; ellos eran parte de nuestra familia. Eso me quedará por siempre arraigado en el corazón y es por eso mismo que tratar a todos por igual es para mí algo esencial. Al fin y al cabo todos somos parte de la misma raza: la raza humana.

Pero ya me adelanté demasiado. Volviendo a mis primeros trabajos, tuve la dicha de no transformarme en una niña estrella sin infancia. Eso se lo agradeceré eternamente a mis padres. Mi papá permitió que me aventurara en el mundo de las novelas con una condición: que siguiera estudiando. Si no estudiaba, no actuaba. Y si mis notas sufrían por la actuación, se acababa eso hasta terminar mis estudios.

Desde el momento en que comencé a trabajar en mi primera novela, Mami y los maestros me ayudaron mucho a ponerme al día con lo que me había perdido de clase. Me daban las tareas para que yo pudiese cumplir con el curriculum escolar mientras grababa. O sea que, además de aprenderme los libretos, yo tenía que estudiar y hacer mis asignaciones. Tenía que cumplir las dos cosas a pedido de mi papá.

Además, había una infraestructura que me brindaba la posibilidad de balancear ambas cosas. Por ejemplo, no necesariamente tenía escenas diurnas todos los días, solo en días especiales o durante los fines de semana. En general grababa por la tarde justamente para poder asistir a la escuela en la mañana. De esta manera, mis papás lograron permitirme hacer lo que amaba sin dejar que mis años infantiles pasaran en vano y asegurándose de que mis estudios fueran la prioridad.

Mi mamá en eso fue mucho más abierta y menos miedosa que muchos papás de hoy día. Me daba permiso para ir a los *pijama parties* de mis compañeras y me dejaba pasar la noche en casa de mis amiguitas. Es más, ¡a veces vivía más en casa de mis amigas que en mi propia casa! Esos momentos unificadores también me sirvieron para fomentar la amistad con mis compañeritos de clase, con quienes hasta ahora sigo siendo amiga.

Una de las razones por las que mi mamá era más confiada tenía mucho que ver con nuestra relación. Yo siempre le hablaba de todo: teníamos una comunicación muy buena y abierta, o sea que si algo andaba mal o no estaba de acuerdo con alguna cosa o pasaba algo extraño, sin duda se lo contaba a mi mamá. Ella me brindó mucha confianza y siempre la he sentido como una amiga, sin perderle el respeto que le tengo como madre. Siempre ha habido una dinámica muy especial entre nosotras, una conexión, un entendimiento muy grande y bonito. Nunca sentí miedo de ir a contarle algo a mi mamá. Por más que sea mi mamá y sepa que puede venir una reprimenda por lo que le diga, siempre he encontrado mi mejor aliado en ella. A veces me dice cosas que no quiero escuchar, es lógico, pero yo sé que me lo dice por mi bien y porque me quiere.

Mi relación con mi papá es diferente. Hay mucho más respeto; no es que no respete a mi mamá, solo que es diferente. A mi papá siempre lo vi como una figura de admiración, a veces hasta me parecía inalcanzable, pero siempre estuvo ahí para mí; me preparó la leche, me llevó a la escuela y constantemente procura por mi bienestar. Ahora, cuando se trata de hablarle de algún novio o algo íntimo, uno tiene más cuidado porque él no va a reaccionar igual que mi mamá. A veces es duro en la forma como dice las cosas pero sé que esa es su forma de ser; no sabe decir las cosas de otra manera y yo tengo claro que todo lo que me aconseja viene de un lugar de amor.

• • •

UNA DE MIS PRIMERAS NOVELAS fue *Yo sé que mentía*. Aunque no fue la primera, fue la que me marcó porque por primera vez me encontraba con un trabajo constante. Era un papel importante porque aquí era la hija de la protagonista. Esto hacía que el papel fuera fijo y tenía muchos días de grabación seguidos. Pasaba muchísimo tiempo rodeada de adultos y todos me trataban tan bien que para mí esos días eran divertidísimos. Jugaban conmigo todo el día; es más, yo era una niña chiquita que estaba ahí para jugar con los grandes. Así me tomaba el trabajo. Me encantaba. Me encanta.

Como mi personaje en *Yo sé que mentía* venía de una familia adinerada, me vestían súper linda ¡y tenía un perrito! Yo nunca en la vida había tenido un perro. Me causa gracia porque, al ver la novela, es fácil darse cuenta de que nunca había tenido un perro porque ni siquiera sabía cómo cargar al bendito animal. Es más, les tenía un poco de miedo a los animales, entonces toda esa experiencia era una novedad para mí. Hasta el sol de hoy me he desenvuelto tanto en el trabajo que nunca me ha dado tiempo de tener una mascota.

Luego, a mis once años, me fui a trabajar a Venezuela, un gran salto en mi pequeña carrera porque era otro nivel de reconocimiento. Como yo había hecho varias novelas en Puerto Rico —en Wapa Televisión, un canal puertorriqueño—, me pidieron que formara parte del elenco cuando decidieron hacer una coproducción entre Puerto Rico y Venezuela. Cinco o seis actores puertorriqueños fueron llamados a grabar y a vivir en Venezuela, y yo era uno de ellos. Como solo tenía once años, los productores del canal fueron a negociar la propuesta con mis padres porque el contrato estipulaba que tendría que vivir en Venezuela durante seis o siete meses —luego terminó siendo más tiempo porque me quedé haciendo una segunda novela.

Mis padres primero querían hablar y coordinar bien los detalles —no solo la información sobre quién me acompañaría sino también lo relativo al horario laboral— para que yo siguiera yendo a la escuela: mi educación era lo primordial. Cuando se pusieron de acuerdo con los horarios de trabajo, mis padres se encargaron de encontrarme una escuela cerca del estudio para facilitar mis idas y venidas. También consiguieron un transporte que me llevaba del hotel a la escuela y de la escuela al canal todos los días. Como ambos trabajaban y mis hermanos todavía estaban estudiando, acordaron con mi tía Iris que me acompañara. Sus hijos ya eran grandes y en su momento disponía del tiempo necesario para cuidarme. Sola no me hubieran dejado ir ni a la esquina. Así fue que se dieron todos los requisitos para que yo pudiera embarcarme en esta nueva etapa en Venezuela.

Durante mi estadía allá, Mami y mis hermanos me visitaron muy seguido. Papi no podía dejar el negocio así que no viajaba tan a menudo como ellos, pero todos los meses yo tenía permiso para ir a Puerto Rico, lo cual me brindaba la oportunidad de verlo a él también. Aunque tenía la oportunidad de verlos bastante seguido, extrañaba mucho a mi familia, en especial a mi mamá. Mi tía siempre fue muy querida y se encargó muy bien de mí, pero mi mamá es mi mamá. Yo lo que más quería era tenerla ahí conmigo; me hacía mucha falta. A la vez, irme a trabajar a otro país, desenvolverme en otra cultura, extrañar a mi familia, todo eso me ayudó a crecer muchísimo. Gracias a Dios tenía los días súper ocupados, eso me permitió no caer en una "extrañitis" constante.

Por la mañana iba hasta la una de la tarde a la escuela. Luego me llevaban al canal: ahí almorzaba y grababa la novela hasta las nueve o diez de la noche. Durante el transcurso de la tarde/noche, cuando no estaba grabando, me tocaba estudiar las asignaciones escolares y el libreto para las escenas del día siguiente. Me iba a dormir y a la mañana siguiente comenzaba la rutina otra vez.

Por suerte, nunca tuve problemas para adaptarme y hacer amigos, sea donde sea que estuviese. Ni tampoco me costaba mucho acostumbrarme a otro país. Tanto en Venezuela como en México —ya de más grande— y ahora en Estados Unidos, siempre he disfrutado la oportunidad que tengo de trabajar en lo que me apasiona. De chiquita quizá no lo entendía bien pero siempre me acoplé bien al lugar donde estuviese. Todos esos cambios, aunque a veces cansaban, me resultaban muy divertidos. Vivir en otro país, estudiar en otra escuela, tener amigos en otro lugar, trabajar con gente adulta, todo era lindo y bueno.

También tuve la dicha de que yo ya había trabajado con el grupo de puertorriqueños con el que fui a grabar a Venezuela. Ya conocía a los actores y pasaba mucho rato con ellos. Siempre me trataron como si fuera parte de su familia. Me cuidaban, me consentían, jugábamos. Fue una experiencia inolvidable.

Las dos novelas que grabé estando en Venezuela fueron *Diana Carolina*, con Guillermo Dávila e Ivonne Goderich, y luego *El ángel del barrio,* con Millie Avilés y Eduardo Serrano. Ambas fueron una experiencia inolvidable no solo por el elenco sino por el salto en mi carrera a tan temprana edad. Esos fueron mis primeros trabajos internacionales. Encima de todo, de pronto sentí que me encontraba en un mundo de fantasía, rodeada de un montón de actores que yo admiraba y veía en la televisión como Fernando Carrillo, Catherine Fulop, Alba Roversi y Eduardo Serrano. Sentía que estaba viviendo un sueño pero, a su vez, yo no me veía como uno de ellos o como una figura tan exitosa. Más bien los observaba con ojos de admiradora. No podía creer la fortuna que tenía de poder compartir con todos ellos; era muy impresionante para mí.

Aparte del deslumbramiento que sentí con esa experiencia laboral, hay otra razón por la que nunca olvidaré mi tiempo en Venezuela: fue la primera y única vez que vi al papa Juan Pablo II. Él estaba haciendo su campaña pastoral con una parada en Venezuela y ¡justo le tocaba pasar por la calle frente al hotel donde nos estábamos hospedando! Me recuerdo frenética con mi tía, fuera del hotel, esperando su llegada, anticipando su saludo y bendición desde el coche papal. Todas las calles estaban repletas de personas y, cuando finalmente apareció, todos compartimos la misma emoción al ver a esa figura sagrada. Lo recuerdo como si fuera ayer. Otro regalo inmenso que me brindó esa estadía en Venezuela.

Al finalizar la grabación de las novelas en Venezuela, regresé a Puerto Rico para terminar la secundaria. Hubo un tiempito en que no trabajé y simplemente me dediqué a ir a la escuela, a estudiar y disfrutar de una vida más normal. Esto me vino muy bien porque, al crecer en este medio, tuve una época en la que me creía insoportablemente linda y sentía que merecía que todo el mundo me mirara. Fue más o menos a eso de los dieciséis o diecisiete años cuando, por haber trabajado y recibido tanta atención, me sentía deseada y bella, como si fuera la última CocaCola del desierto. Por suerte mis papás y hermanos me ayudaron a bajarme de esa nube. Ese balance también me marcó y fue positivo porque me sirvió como un cable a tierra para regresar y seguir desarrollándome en la realidad de todos los días. Tuve noviecito y viví momentos muy lindos, pero nada como uno de los primeros besos en escena. En realidad lo recuerdo como el primer beso, quizás por mi inexperiencia.

Estaba trabajando en una novela llamada *Aventurera* con Jorge Castro, gran actor y talento puertorriqueño. Yo hacía el papel de una nena aventada, de las que casi siempre me toca hacer en las novelas, y en una escena me tocaba darle un beso al muchacho coprotagonista, siendo éste Jorge. El problema era que yo no sabía cómo besar en escena. Lo que yo sabía, a mis diecinueve o veinte añitos, era que un beso apasionado se daba con la boca abierta y usando la lengua.

Prepararon el foro y llegó el momento del beso. Como era yo la que lo tenía que besar a él, puse mis conocimientos en acción: me lancé y así mismo lo besé, dándole el paquete completo. Al terminar la escena, él, con diez años más que yo, se veía un poco nervioso. Se me acercó y me dijo que quería hacerme un comentario pero que no quería que me lo tomara mal. Me dijo cuidadosamente que la escena había quedado muy bien pero que me quería dar un consejo: los besos de novela no son iguales a los besos de la vida real. Me explicó que el beso de novela es un truco; parece que se da con lengua y todo pero en realidad es solo una ilusión. Los actores en general no se dan un beso completo en escena y es preferible no llegar a más porque eso te puede establecer mala fama dentro del ambiente. Además, un beso así, teniendo esa característica más personal, puede terminar confundiéndolo a uno y/o a su coprotagonista. Le agradeceré siempre esas palabras, ese consejo, porque no solo fue un caballero y buen compañero de trabajo sino porque perfectamente podría no haberme dicho nada.

Lo más gracioso de todo es que tenía razón. Al final, ese beso nos despertó un interés, nos causó una sensación y terminamos ennoviados como por dos años en la vida real. Pero más nunca besé a nadie de esa manera cuando de trabajo se trataba.

Jorge Castro fue la primera persona con la que me involucré dentro de un trabajo. Después no lo hice más porque no me gusta mezclar mis relaciones personales con las laborales. Sin embargo, como bien dicen, nunca digas nunca. Hace poco, después de unos veinte años, un beso lo definió todo en *Mira quién baila* y, de manera similar, partiendo de un beso encontré el amor.

Bueno, pero si una escena de beso a veces es incómoda, ni hablar de las de sexo. ¡Incomodísimas! Para empezar, uno no está acostumbrado a quitarse la ropa o a tener poca ropa en frente de gente que uno no conoce o de gente que sí conoces pero que no es tu pareja. Sea que tengas buena química o no, tienes que hacer la escena igual. Encima estás rodeada de los técnicos, del personal de vestuario y maquillaje, del equipo de producción y del director... ¡De íntimo no tiene nada! A estas alturas, con mi experiencia y el respeto ganado a través de los años, esas escenas se tornan en algo más profesional. No dejan de ser incómodas pero es más fácil enfrentarlas al ya haberlas hecho en más de una ocasión.

Otros proyectos que me impactaron fueron los que hice junto a Ángela Meyer. Con ella hice desde telenovelas hasta programas de variedad en Puerto Rico. Hacíamos imitaciones de cantantes y nos vestíamos como si fuéramos parte de la Orquesta de la Luz u otros artistas puertorriqueños. Con el elenco que ella había conformado hicimos muchas producciones, dos de las cuales nunca olvidaré: *Misión cumplida*, sobre el caso de las matanzas en el Cerro Maravilla de Puerto Rico, y *Hasta el fondo del dolor*, sobre la vida de la cantautora y poeta Silvia Rexach. En esa producción, la hija de Silvia, Sharon Riley, hacía el papel de su madre, y yo hacía de Sharon.

Recrear esas dos historias, que son una parte importante de la historia de Puerto Rico, fue un orgullo y otro momento impactante para mí. En *Misión cumplida* tuve que hacer por primera vez un personaje de niña varonil, nada femenina, lo que significó un reto súper interesante porque no se parecía en nada a mí. De ese papel, lo más impresionante para mí fue una escena en la que me tuve que besar con otra mujer. Era algo que me resultaba medio confuso porque todavía no entendía bien la idea de una persona teniendo una relación con otra del mismo sexo.

En algunas cosas fui muy despierta pero en otras era una niña muy inocentona. Me crié en un pueblo. Quizá para la gente del pueblo yo era mucho más avanzada que las demás niñas dada la vida que llevaba, pero también tenía los valores y la educación pueblerina arraigada en mi persona, cosa que me daba el toque más ingenuo.

Recuerdo que durante esa escena me puse muy nerviosa; no me salía, no sabía cómo hacer. Más allá de que mi inclinación siempre fuera hacia los hombres, todavía era joven y un tanto inexperimentada, y el tema me resultaba totalmente ajeno. Era algo nuevo y no sabía cómo manejarlo. En la escena, primero le tenía que agarrar la mano a la muchacha pero estaba tan nerviosa que no me salía bien. En una de esas me fui a llorar al baño. Estaba frustrada porque quería desenvolverme bien en el trabajo pero la escena me superaba. El director hizo lo posible para tranquilizarme y explicarme que era como cualquier otra escena y que no pasaba nada, pero bueno, eran cosas muy nuevas para mí. Todavía estaba explorando y descubriendo mi propia sexualidad y esto me resultaba confuso. Hoy día respeto, entiendo y apoyo a las parejas del mismo sexo y me resultaría muchísimo más fácil interpretar un papel como ese. Pero en ese momento todavía no tenía esa calle, me faltaba informarme.

Fui creciendo y descubriendo cosas de la vida a través de cada trabajo. En esas producciones de Ángela Meyer también me tocó otra primera vez: una escena en donde me disparaban. Sin embargo, ese disparo venía un poquito más complicado que lo normal. En esa escena me disparaban de espalda pero la bala me atravesaba y me salía por el pecho: ahí era que me explotaba la bolsita de sangre de mentira. El tema con estas bolsitas es que, al explotar, sientes un pequeño impacto; por ende, mi reacción natural era hundir el pecho. Pero como supuestamente estaba recibiendo la bala en la espalda tenía que actuar la reacción contraria, haciendo que sentía el impacto de la bala en mi espalda y no en el pecho. Eso fue un revolú hasta que logré que mi cuerpo siguiera las indicaciones de mi mente y no la reacción natural. En esa misma serie también me violaban en una cárcel. Fueron una seguidilla de escenas nuevas y fuertes que de alguna manera me sirvieron como aprendizaje de vida.

Sea que estuviera en la escuela, la secundaria o la universidad, siempre estudié y trabajé a la vez a pedido de mi papá: él consideraba que lo más importante era tener una buena educación bajo la manga. Los años universitarios también los considero como una etapa que me marcó en la vida; esos años me brindaron herramientas que seguramente sigo usando hasta el día de hoy.

Antes de inscribirme en la universidad tomé un examen de orientación para ver hacia qué carrera me inclinaba y me salió que lo que yo quería estudiar era comunicaciones. Claro, yo lo que más quería hacer con mi vida profesional era actuar pero, a nivel de estudios universitarios, la comunicación iba de la mano con mi pasión. La única condición para que yo persiguiera mi sueño de actuación era que estudiase así que había que buscar la manera de poder llevar a cabo ambas cosas. Y así fue. Es más, un trabajo que me tocó hacer durante mis años universitarios se filmó en mi universidad.

Un productor puertorriqueño hizo una película llamada *La guagua aérea* con un elenco puertorriqueño, del cual yo formaba parte. Algunas de las escenas se filmaron en mi universidad y, para no perder tanta clase, ideamos un plan. Yo me llevaba un *walkie-talkie* a clase —en esa época los celulares no eran tan comunes— y cuando me necesitaban para la filmación, me llamaban para que fuera al foro. Obviamente todo esto ya estaba arreglado con los profesores; entonces, al recibir el llamado, entendían por qué de pronto me levantaba para irme. Fue muy divertida esa combinación de mundos.

Me gradué en la Universidad del Sagrado Corazón con un título en Comunicaciones con concentración en Publicidad. Mi interés siempre fue poder hacer un trabajo creativo y estar en contacto con la gente. Empecé una maestría en Relaciones Públicas pero no la llegué a terminar porque de pronto se me abrió una puerta en México que crucé volando. Ahí me quedé por varios años pero de eso hablaré un poquito más adelante.

Mi carrera me sirvió para mi desarrollo personal porque aprendí que era clave trabajar y mantenerme en la mente de la gente. Apliqué ciertas estrategias publicitarias a mi vida que definitivamente me dieron las herramientas para saber cómo venderme y cómo conseguir los proyectos que deseaba y así posicionarme bien en mi carrera artística. Sin embargo, lo que más me funcionó a lo largo de mi carrera fue y es ser yo misma simplemente. Eso nunca me falló. Ser tal cual soy es una de las cosas que más me une a la gente porque ellos lo sienten y me conocen como soy, y contra eso no hay estrategia publicitaria que valga.

Después de graduarme de la universidad me llamaron para un papel en una telenovela de Televisa en México, la meca de este género televisivo. Estaba súper emocionada. Conseguir una parte en una novela de Televisa podría ayudarme a consagrarme como actriz a nivel internacional. La ilusión y las esperanzas estaban por el cielo.

Llegué a la audición y, al terminarla, parecía que todo andaba bien. Anduvo tan bien que inicialmente me ofrecieron el papel. ¡Qué emoción! Iba a actuar junto a Verónica Castro, haciendo de ella jovencita en la que sería la telenovela *Pueblo chico, infierno grande*. No perdieron el tiempo: apenas me avisaron que sería parte del elenco comenzaron a hacerme diseño de imagen, me cambiaron el color del pelo para el personaje y hasta me anotaron en clases de dicción para irme preparando para el papel. Pero surgió un pequeño problema: en Puerto Rico yo había hecho unas novelas que se pasaron por otro canal en México, uno que no era Televisa sino la competencia. A los pocos días de haber empezado el cambio de imagen y las clases de dicción, y mientras tramitaban los contratos, salió a la luz que esas telenovelas de Puerto Rico se estaban pasando por TV Azteca, algo imperdonable para Televisa en aquella época. Al darse cuenta de este conflicto de intereses, me pidieron que me retirara de inmediato del canal y le dieron el papel a Aracely Arámbula. Aparecer en la otra cadena te convertía automáticamente en una especie de persona non grata. Ahora, con mis años de experiencia, comprendo que eso pasa a menudo en este mundo: es la famosa competencia pero en esa época no entendía cuál era el problema. Lo único que quería era trabajar.

Además, no entendía el drama porque esas telenovelas que pasaban en el canal de la competencia las había hecho en Puerto Rico y no en México. Esa experiencia me hizo bajar de las nubes con un solo trueno. Lloré muchísimo y, al regresar a Puerto Rico, comencé mi maestría en Relaciones Públicas. Pensé que ese mundo en México no era para mí, que era demasiado agresivo. De todos modos sabía que tenía oportunidades para trabajar en mi país y que podía seguir adelante con mis estudios. Así que hice lo que siempre intento hacer cuando me tropiezo en la vida: le encontré el lado positivo a la experiencia y seguí caminando.

A menos de un año de este suceso recibí una llamada para ir a hacer una audición para otra novela de Televisa. La política había cambiado y esas prohibiciones que les tenían a las personas que habían hecho trabajos en otros canales habían sido levantadas. Entonces Joe Bonilla, un amigo puertorriqueño que vivía en México, trabajaba en *TV y Novelas* y llevaba a artistas, volvió a insistir en que me dieran otra oportunidad. Joe no me representaba oficialmente pero siempre ha sido muy cariñoso y lindo conmigo; cuando sabe de algún proyecto que, en su opinión, será bueno para mí, siempre me tiene en cuenta. Así fue como volé a México para esa audición y nuevamente me eligieron para el papel; esta vez no surgió ningún problema. El trabajo era mío. Ese fue un hito en mi vida porque con esa novela, llamada *Sin ti*, mi carrera llegó a otro nivel y se comenzó a desarrollar de manera diferente. Televisa era nuestro Hollywood. Llegar a ese foro a grabar la novela fue una experiencia impresionante en comparación con las que había tenido anteriormente. Las instalaciones de Televisa son increíbles, lo tienen todo: diferentes estudios donde graban hasta diez novelas a la vez, cafetería, panadería, peluquería, efectos especiales, escenografía, departamento de vestuario, lavandería, servicio médico, oficinas de producción y más. Es un sitio enorme, donde además de alojar todos esos servicios y departamentos, te cruzas con todos los artistas que toda la vida has visto en la televisión. Es una experiencia increíble. Y aparte de todo eso, era un salto más en mi carrera. Había pasado de Puerto Rico a Venezuela y ahora a la meca de las telenovelas en México.

México es una plaza importante para desarrollarse en el ambiente artístico. Las novelas de Televisa son distribuidas internacionalmente y las ven millones de personas. Por eso, conseguir trabajo en una novela de Televisa te abre las puertas a una plataforma mucho más amplia para tu carrera. Hasta el momento no había habido muchos actores puertorriqueños que hubiesen logrado entrar en la escena de novelas mexicanas con tanto éxito e impacto. Quizá fueron cinco o seis los que lograron trabajar en México. Por lo tanto, estar entre ellos era un paso gigantesco, un gran honor. Hice una más después de *Sin ti* llamada *Camila* y luego me ofrecieron un contrato de exclusividad, cosa que acepté en el acto. Entrar a esa compañía sin duda cambió mi vida. Pasé de ser la Adamari actriz con proyectos en Puerto Rico y Venezuela a la Adamari reconocida a nivel mundial.

Con este nuevo desarrollo en mi carrera como actriz dejé la maestría y me mudé a México, donde viví y trabajé en Televisa durante los siguientes catorce años. Entre novelas volvía a Puerto Rico para pasar ratos con mi familia.

Mientras grababa *Sin ti*, mi primera novela en México, mi papá se animó a visitarme al trabajo por primera vez. Siempre me apoyó y se alegró con todos mis logros pero nunca se había presentado en uno de mis trabajos. Es decir, fue a los estrenos de mis películas y veía mis novelas por la tele, pero nunca antes había ido al foro de una de mis novelas. Lo entiendo. Él respeta mucho lo que es el trabajo y sabe que requiere de disciplina, por lo que quizá no se quería meter para no sentir que interrumpía. Obviamente su visita me tenía súper emocionada. No solo había conseguido una parte en una novela de Televisa sino que mi papá finalmente me visitaría en un foro ¡nada más y nada menos que en México!

Esa visita me encantó. Me sentí orgullosísima de tenerlo ahí conmigo y de verlo disfrutar de todo con tanto gusto. De adulta una mira a sus padres con otros ojos y fue muy bonito observar lo que le causaba a él verme en otro país, triunfando, llevándome bien con mis compañeros y feliz.

México y Televisa eran y siguen siendo, a mi parecer, la meca de las telenovelas. Entrar a trabajar en una de esas producciones es como ir a Hollywood en Latinoamérica. Y poder compartir eso con él y observar su orgullo, su felicidad de verme salir adelante trabajando y ganándome mi dinero, consentida por el equipo de producción y mis compañeros, me dio una satisfacción tremenda. Además, después de tantos sustos con su salud, tener la satisfacción de compartir ese momento con él me resultó invaluable.

Una de las cosas más difíciles de triunfar en una carrera artística es tener que lidiar con los medios. La privacidad, los momentos íntimos y personales, se vuelven algo que todos quieren descubrir y revelarle al público, y algo que uno debe aprender a guardar como oro. Es un balance muy delicado y difícil de aprender.

Siempre he tratado de ser abierta y honesta con mi papá; sin embargo, hoy día hay muchas cosas que no le cuento. No es que no quiera compartirlas con él y no es que se las quiera esconder, pero una de las cualidades tan lindas de mi papá, que es su honestidad y su forma de ser directa, puede jugar un papel difícil para mí cuando se trata de los medios. Mi papá es muy abierto: si alguien viene a preguntarle algo, él va a responder sin problema porque no tiene nada que esconder ni siente la necesidad de hacerlo. Por ejemplo, si hubiese estado embarazada de mi ex esposo, quizá hubiese sentido la necesidad de darle la noticia solo cuando estuviese dispuesta a hablarlo con la prensa. Porque si a él le hacen una pregunta por el estilo, él la va a responder sin filtros. No comprende que hay ciertas personas a las que no debe hablarle de mi vida privada, entonces llega un punto en el que no sabe a quién le puede decir qué. Y es lógico, no tiene por qué saberlo. Pero desafortunadamente esa es mi realidad y, al ser así, sin querer es algo que nos separa un poco.

La verdad es que esto me dificulta el día a día y no le echo tanto la culpa a él sino más bien a la prensa. A veces me da pena porque él no tiene la malicia de darse cuenta de que hay personas que solo buscan sacarle información. Desearía que la prensa fuese un poco más discreta con mis padres y dejaran de molestarlos tanto. Ellos son grandes y merecen su espacio. A veces hasta siento que me pierdo oportunidades de contarle cosas, de emocionarme con él y de ver su reacción por alguna situación. Por ejemplo, ahora estoy saliendo con Toni Costa, a quien conocí en el programa *Mira quién baila,* y Papi públicamente ha dicho que a él no le gusta. A mí eso me pareció muy fuerte y me resulta aún más difícil tener que lidiar con comentarios íntimos como esos entre el público en vez de charlarlo entre nosotros.

Estas situaciones solo crean más distanciamiento cuando se trata de noticias muy personales. En este caso en especial me resultó difícil digerir su comentario porque Papi, siendo un hombre de campo, no fue juzgado al juntarse con mi mamá. Yo entiendo que soy su niña chiquita pero cuando dice esas cosas públicamente me duele un poco. Preferiría toda la vida tener una charla con él donde me dijera lo que piensa y con todo respeto escucharía y valoraría su opinión, como siempre lo he hecho.

Yo sé que al no contarle mis cosas personales estoy fomentando esa barrera invisible en nuestra relación y que, al no poder charlar abiertamente ciertos temas antes de que sean noticia pública, nos sentimos aislados el uno del otro. Se lo he explicado de mil maneras —hasta sus hermanos le han hablado— pero él es así y a estas alturas no va a cambiar.

Mami sí logró aprender a callar algunas noticias pero al principio le pasaba lo mismo. Comprendo que, además, es un aspecto difícil para ellos porque en el fondo lo que quieren es hablar abiertamente de todos sus hijos y hacer alarde de todos nuestros logros. Sé que su intención es buena pero no hay mucho que pueda hacer ya que el tema de cuidar mi privacidad viene de la mano de una carrera exitosa. Muchas veces mis padres me cuentan que reciben llamadas de reporteros con preguntas y que no saben qué responderles; yo les digo que simplemente no digan nada. No tienen por qué contarles a extraños cosas que les cuenta su hija en privado. Pero algunos medios son bastante complicados. Algunos hasta los engañan y ni se identifican como prensa.

Hubo un momento en que me distancié, hubo un momento en que me enfogoné, hubo un momento en que dejé de contarles las cosas, pero ahora lo veo de otra manera. Ya están grandes, yo no sé cuánto van a durar: ¿de qué me sirve mantener esa barrera constante? Sí, me protejo, pero a la vez daño un poco la relación que tanto aprecio. Así que he llegado ahora a una especie de balance: todavía me guardo ciertas cositas pero no todas. Y si se les escapa algo de lo que sí les cuento, a esta altura ya no me enojo porque comprendo mucho mejor la situación.

Otro tema que surge con una carrera como esta es el del dinero. Para mí, el dinero nunca ha sido una motivación para hacer un trabajo. Hoy día reconozco que necesito pagar cuentas, que me gustan cosas que no siempre son tan económicas y que para comprarme esas cosas que me gustan y deseo, así como las cosas necesarias, debo ganar dinero. Pero nunca me he visto involucrada en un problema económico con nadie.

De chica, el dinero que me entraba de los trabajos era administrado por mis papás: me parece que eso fue perfecto porque me dieron casa y carro, me pagaron la universidad y nunca me faltó nada. La primera vez que tomé más control de mis finanzas fue cuando me casé. Y desde ese tiempo para acá es que vine a tomar aun más consciencia del dinero porque ahora lo manejo yo con la ayuda de un asesor financiero. Al ser solo mi asesor y yo, he logrado aprender y tener mucho más claro cuánto entra, cuánto sale, cuánto debo ahorrar, cuánto necesito para vivir. Es algo básico que todos debemos aprender a una temprana edad porque brinda cierta independencia y seguridad. Tuve la suerte de haber aprendido y heredado la disciplina de mis padres y hasta el sol de hoy, con la ayuda de esa disciplina interna, he logrado evitar endeudarme. Siempre procuro pagar el saldo entero de mis tarjetas de crédito a fin de mes para no entrar en el jueguito de los balances e intereses.

Después de pagar mis cuentas y de tener lo suficiente para sobrevivir, me gusta compartir con los demás. Si mi familia no está bien, yo tampoco lo estoy, y qué mejor que compartir mis frutos con mis seres queridos. Además, mi familia es naturalmente generosa. No hay nadie que no esté dispuesto a darle al otro con los ojos cerrados, sin pensarlo dos veces. Nos repartimos lo que haya. Por ejemplo, Adilsa fue la que me cuidó cuando yo estaba enferma y es la que está a cargo de las refacciones de mi casa en Puerto Rico. Ella va a recibir a los trabajadores, les paga, está pendiente de cada detalle. Ella no tiene por qué hacer eso pero es un ejemplo perfecto de cómo nos ayudamos en mi familia. Entonces, si yo me entero de que ella necesita algo, yo feliz la ayudo y punto, sin esperar a que me lo pida, y sea lo que sea. En mi familia somos así. No esperamos nada a cambio y nos damos todo libremente.

Esa forma de ser también puede verse reflejada en la relación con mis fans. Hasta el sol de hoy disfruto dar un autógrafo o sacarme una foto con un fan. La gente que te admira te deja entrar a su casa sin saber quién eres. Esto lo comprendo ahora, razón por la que lo sigo disfrutando. Me vieron desde chiquita en las novelas. Me vieron crecer, me vieron con novios, me vieron sin novios, me vieron enferma, me vieron casarme y, por alguna razón, les caigo bien. ¿Por qué yo no puedo pararme y darle un beso, autógrafo o una foto a alguien que no tiene por qué dejarme entrar a su casa y hacerme parte de su vida? Lo disfruto porque sé que lo que yo hago de alguna manera toca la vida de esa persona.

Alguna vez me preguntaron si me gustaría volver a trabajar con alguien en particular. Me resultó interesante pensar en esa posibilidad y se me hizo difícil responder porque la verdad es que con todas las personas con quienes he trabajado he tenido muy buena experiencia. Me ha tocado trabajar con profesionales increíbles —tanto jóvenes como adultos— con los que he tenido una química buenísima y he aprendido muchísimo. Además, tener la oportunidad de trabajar con buenos actores me ayudó a desarrollarme como actriz porque hace una diferencia enorme hacer una escena con alguien que sabe lo que hace. Te empuja a ser mejor. En mi carrera he podido seguir sobresaliendo porque he tenido buenos compañero que me han ayudado a alcanzar ese nivel.

Hay mucha gente con la que me gustaría volver a trabajar. Pero si tuviera que repetir una experiencia o pudiera volver a elegir trabajar con algún elenco en particular, sería con las actrices de *Amigas y rivales*, entre ellas Ludwika Paleta y Angélica Vale. También lo haría con muchas de *Locura de amor*. Ambas fueron novelas frescas que quedaron grabadas en las mentes del público y que para mí son memorables por lo mucho que me divertí haciendo cada una. Sería un honor y un placer enorme poder trabajar con cualquiera de esas actrices maravillosas. También seria un agasajo volver a trabajar con el elenco de *Alma de hierro*: Alejandro Camacho y Blanca Guerra. Todos mis compañeros han sido espléndidos actores.

Junto a esas filmaciones también tuve vivencias importantes, tal como un noviazgo en México en el año 2001, que comenzó durante la grabación de *Amigas y rivales*.

Yo había ido a promocionar *Amigas y rivales* a un programa de televisión donde se encontraba un muchacho que me llamó la atención. Él también estaba presente promocionando su trabajo. Al finalizar el programa, los del canal nos invitaron a comer y ahí empezamos a charlar; se encendió una chispa de atracción entre nosotros y nos comenzamos a frecuentar. Yo acababa de terminar una relación que duró un tiempito largo con un muchacho muy bueno. Aparte de ser guapo, lo que me atrajo de este nuevo hombre en mi vida fue que no era el típico muchacho con quien yo normalmente salía. En general, lo mío era salir con niños más bien buenazos y tranquilos pero de pronto la idea de salir con alguien rebelde me llamó la atención.

Fue una relación que no debe haber durado más de dos o tres meses y él al principio me pareció súper encantador. Claro, cuando ya se me pasó ese deslumbramiento por lo desconocido me di cuenta de que había una razón por la que me inclinaba hacia los muchachos más buenazos: los rebeldes sin causa no eran para mí. Este muchacho no es una mala persona para nada, pero su forma de llevar la vida me resultaba muy ajena y no necesariamente concordaba con mi manera de pensar ni de ser. En realidad, al final era una cuestión totalmente personal. Curiosamente, fue durante esta relación que conocí a Fonsi por primera vez —aquella vez que fui con mi novio a saludarlo, ¡pues fue con este novio!

Al principio yo andaba deslumbrada con este muchacho pero a mi familia no le parecía que esa relación me hacía bien. Y al valorar tanto la opinión de mi familia, sentía que tenía un diablito que me decía una cosa y un angelito que me decía otra. Pero, aun queriéndolo, terminamos dando fin a esa relación. Sentía que éramos dos polos opuestos. Sí, eso es atractivo por un rato; a la larga, sin embargo, no funcionó. Había mucho drama y yo soy todo lo contrario. Mi privacidad es muy preciada. No me gusta exponer mis problemas en público y menos delante de gente de trabajo.

Nos costó terminar la relación de una vez por todas; la atracción era fuerte e intensa. Recuerdo que una de las veces que terminamos para luego volver fue por una de esas escenas dramáticas que a mí me daban ganas de esconderme de la vergüenza. Él se acababa de ganar un premio y había una fiesta en su honor para celebrar la ocasión. Yo estaba grabando hasta tarde ese día y no sabía si lograría llegar a tiempo a la fiesta. Como mi trabajo quedaba cerca del lugar donde se hacía la fiesta, me llevé un cambio de ropa y, al terminar de grabar, me arreglé y me acerqué al sitio, donde la fiesta todavía estaba en marcha.

Tan pronto entré al lugar, me provocó darme media vuelta y salir corriendo. Me sentí muy incómoda con la forma en que me recibió. Recuerdo que lo único que pensaba era: "¡¿Qué hago aquí!?". Me dio tanto coraje que lo saludé y al instante le dije: "Me voy". Eso lo interpretó como una provocación y comenzamos a discutir. Yo no sabía dónde esconderme de la vergüenza, pero decidí quedarme un ratito para que se calmara un poco y así aprovechar el momento que se distrajera para irme. Todo el mundo se percató de la escena pero igual logré escapar. En ese momento comencé a darme cuenta de que una relación así no era para mí.

Con todo y eso, terminamos y volvimos y terminamos y volvimos varias veces. Era una de esas relaciones que no me convenían pero la atracción podía más que todo. En uno de esos tiempitos en los que habíamos terminado, él dejó embarazada a una muchacha. Esa fue la señal que yo necesitaba para finalmente acabar con esa relación. Me costó porque realmente me gustaba mucho, pero sabía que sería lo mejor para los dos.

A los pocos meses de terminar lo volví a ver en una fiesta y recuerdo que tuvo la osadía de insinuar que yo le había hecho daño a él. Pero espera un segundo: fue él quien dejó embarazada a una mujer, no yo. No lo pude creer pero al mismo tiempo su comentario me reafirmó que había hecho lo correcto al finalizar esa relación. Desde entonces no lo he vuelto a ver ni se nos han cruzado los caminos. Pero no le guardo rencor. A la larga, no le guardo rencor a ninguno de mis ex. Cada relación sirve para aprender algo nuevo de uno mismo.

SIEMPRE APRECIÉ MI TRABAJO Y cuando me tocó ausentarme durante dos años por mi enfermedad, una de las cosas que me empujaba a salir de esa sentencia era la posibilidad de volver a trabajar. El trabajo siempre me ha resultado importante y me ha encantado. A pesar de que a veces uno puede sentirse agotado físicamente, la felicidad de hacer lo que a uno le apasiona vale oro. El primer trabajo que tuve después de mi ausencia de dos años fue en una novela que se llamó *Bajo las riendas del amor*. Pensé mucho en cuál proyecto escoger y en cuál sería el indicado, pero como siempre digo: "Papa Dios siempre me pone donde debo estar".

Al estar ausente del medio durante dos años, no sabía qué esperar pero el público me recibió con muchísimo cariño. Además, de inmediato me volví a conectar con un lado mío que se había apagado durante esos dos años y fue un alivio volver a encontrarme. Luego me salió la oportunidad de volver a México a hacer *Alma de hierro*. Pasé un año y medio en esa producción con un grupo de personas y un público que me recibió como si fuera una mexicana, una hija de México. Siempre me he sentido sumamente agradecida con ese público que desde el primer momento me recibió con tanto cariño, que cuando me enfermé me apoyó de una manera constante y que lo siguió haciendo cuando al fin regresé a trabajar. Me sentí y me siento agradecida de ser parte de esa familia mexicana.

Sí, esa ausencia no fue fácil y comenzó con aquel diagnóstico inesperado, ese momento en que se me dio vuelta el mundo entero.

5

······················

Comienza la montaña rusa

Esas primeras semanas con ese diagnóstico aferrado a mi seno fueron un remolino de médicos, terminología, viajes, una especie de curso intensivo de algo que me era totalmente ajeno. Salí en busca de todas las opiniones médicas posibles y de todas las opciones con sus respectivos resultados para ver cuál sería la mejor vía para mí.

Primero me vi con un doctor en Miami, luego viajé a Puerto Rico a consultar con médicos locales y luego fui al Mayo Clinic en Jacksonville, Florida. En los tres lugares me vi con oncólogos, cirujanos oncólogos, cirujanos plásticos, una variedad interminable de especialistas, y todos tenían opiniones variadas. Me bombardearon con tanta información repleta de términos médicos totalmente desconocidos, que por momentos sentía que me iba a ahogar en ese mar cancerígeno. Pero no me quedó más que levantar la cabeza, respirar profundo y concentrarme porque debía prestar atención, aprender y preguntar todo lo que se me cruzara por la cabeza. Al fin y al cabo se trataba de mi vida.

Al mirar hacia atrás, me parece que esta etapa fue bastante rápida pero todo lo que viví en esos tres meses antes de la operación no tiene nombre. De la noche a la mañana, mi vida cambió repentinamente de rumbo. Pasé de pensar en el próximo vestido que me tenía que mandar a hacer para el siguiente evento del año o en el próximo programa en el cual participar, a solo pensar en el cáncer de seno, su definición, sus síntomas y sus tratamientos. Mi vida comenzó a girar en torno a esta enfermedad que de la nada se prendió de mi seno y me cambió todo.

Ahora, en vez de leer el guión de una posible película o novela, debía leer los folletos que me daban los doctores sobre qué era mi enfermedad, cómo se podía tratar y cuáles serían las consecuencias. Luego de absorber la ola informativa seguía un paso más complejo: tomar la decisión de cuál camino elegir. Ese camino que uno debe elegir consiste en encontrar el equipo médico con el que uno se siente más cómodo y la cirugía que más le favorece a uno, además de aprender todos los efectos secundarios del camino que se termina tomando.

Mientras tanto, muchas de las visitas médicas venían de la mano de un sinfín de exámenes médicos que incluían biopsias, resonancias magnéticas, ecografías, sonogramas pélvicos y análisis de sangre. Todo esto era necesario para especificar mi diagnóstico ya que el cáncer de seno y su tratamiento varía dependiendo de la etapa en que se encuentre.

Existen cinco etapas en las que puede encontrarse el cáncer de seno y van desde la etapa 0, en la que se encuentran células anormales pero no es un cáncer invasor, hasta la etapa IV, en la que el cáncer ya ha hecho metástasis y se ha diseminado por otras partes del cuerpo. Después de todos los exámenes médicos se llegó a la conclusión de que mi tumor maligno era positivo en estrógeno y progesterona: se encontraba en la etapa II y todavía no había invadido mis ganglios linfáticos. Dentro de todo, era una noticia positiva porque todavía estaba en una etapa más manejable de la enfermedad.

También me hice un examen específico para ver si tenía mutaciones en los genes BRCA1 y BRCA2. Si se encuentran mutaciones en estos genes, existe un mayor factor de riesgo de desarrollar cáncer de seno, así como otros tipos de cáncer. En mi caso, el examen dio negativo: no tenía esa mutación genética. Si hubiera salido positivo, habría indicado que tenía una posibilidad más alta de desarrollar ciertos cánceres —como el de seno y ovarios— y eso quizá hubiera influenciado algunas de mis decisiones en cuanto a mi tratamiento, pero no lo sé. Hay mujeres que, al recibir el resultado positivo, deciden quitarse los senos como medida de prevención. Algunos médicos lo ven como algo muy drástico ya que un examen positivo solo indica el *riesgo* de desarrollar estos cánceres, mas no significa un pronóstico definitivo. Sin embargo, como en todo lo que involucra esta enfermedad, cada decisión es extremadamente personal y cada caso es único.

Durante el shock inicial de esta primera etapa de citas médicas y exámenes, nunca pensé que me iba a morir, pero lo que sí tuve claro desde el comienzo es que no me quería quedar con el seno. Me daba más tranquilidad la idea de quitármelo enterito que dejarlo con la posibilidad de que volvieran a salir otros tumores malignos y tuviera que pasar por el mismo proceso nuevamente. De todas formas, busqué varias opiniones al respecto para estar lo mejor informada posible antes de tomar una decisión final.

El primer médico que vi, recomendado por Vivian y María Elena, fue el doctor Robert Paul Derhagopian, radicado en Miami. Ellas mismas lo llamaron y me sacaron turno para verlo esa misma semana en la que me enteré de los resultados de mi biopsia. Fue una de las mejores recomendaciones que recibí en toda mi búsqueda, un excelente médico (Dr. D. es el apodo que le han dado con los años). Él me explicó que si solo tenía un solo tumor, una lumpectomía podía

ser el camino adecuado. Una lumpectomía es una cirugía conserva-
dora que consiste únicamente en extraer el tumor y sus alrededores en
vez de quitar el seno completo. Es una opción que existe solo cuando
el tumor es contenido. Sin embargo, si hay otras malformaciones en
el mismo seno, lo aconsejado es hacerse una mastectomía; es decir,
quitarse todo el seno.

En mi seno se descubrieron otras malformaciones; entonces
partí a Puerto Rico, ya que me salía mejor hacerme las biopsias
siguientes allá con mi seguro médico. Los resultados de estas nuevas biopsias dieron que tenía microcalcificaciones en el seno: no son
malignas pero sí hay posibilidades de que se vuelvan cancerígenas.
Por ende, seguía mi debate interno: si debía hacerme la mastectomía
o la lumpectomía. En realidad, era un debate aún más grande en mi
familia: algunos consideraban que debía optar por la lumpectomía,
otros me apoyaban sin importar qué decisión tomaba y yo seguía
preguntándome cuál sería la mejor opción para mí. Por otro lado,
a cada rato yo le preguntaba a Fonsi qué pensaba y siempre me
respondía: "Lo que tú quieras". Recién al final, cuando yo ya había
tomado mi decisión, me dio su opinión pero no me presionó. Él
también pensaba que debía considerar la lumpectomía pero lo que
más le importaba era que yo estuviese bien.

Estando en Puerto Rico también me vi con una excelente radió-
loga llamada Eva Cruz. La doctora Cruz me aconsejó que tomára-
mos todo con calma, que viéramos todas las opciones, y me explicó
que hoy día no era necesario ser tan radical. Junto con otras opiniones
médicas, mi mamá me insistía en que tratara de preservar el seno y
que averiguara más sobre la posibilidad de una lumpectomía.

Mientras tanto, mi hermana Adilsa estaba en negación. Se ponía furiosa con todos los doctores que me decían algo que ella no quería escuchar. Se tomó tan a pecho mi diagnóstico que era como si le estuviera pasando a ella. Cuando me decían algo con respecto a la enfermedad, era ella la que reaccionaba como a lo mejor debía haberlo hecho yo. Sin embargo, al verla tan mal, yo controlaba mi reacción para calmarla y terminaba teniendo que lidiar con mi situación y sus emociones.

Otra opinión de un médico en Puerto Rico fue que primero hiciera unas sesiones de quimioterapia para bajar el tumor para luego determinar más claramente si se podía o no salvar el seno. No me convencía mucho este camino pero sí decidí ponerme algo que él me recomendó: un portal (*port* en inglés). Un portal facilita las sesiones de quimioterapia. Básicamente es un pequeño disco redondo hecho de metal o plástico que se coloca debajo de la piel. Luego un catéter conecta el portal con una vena grande del cuerpo, generalmente en el pecho. Esto facilita el tratamiento y minimiza el dolor porque hay acceso directo a una vena, entonces no es necesario pincharte y buscar una vena cada vez que te van a dar el tratamiento. Además, con la quimioterapia se hace más difícil encontrar venas sanas a lo largo del proceso, así que con más razón, en mi caso, colocarme un portal tenía sentido. Sabía que iba a tener que hacer sesiones de quimioterapia eventualmente así que no decidí tomar el camino que me sugería este doctor, pero sí acepté colocarme el portal.

En general, el portal se coloca entre el hombro y el seno opuesto al que tenga el tumor. Yo pedí que, en vez de colocármelo entre hombro y seno, me lo pusieran debajo porque, presumida al fin, tenía miedo de que me quedara una marca o me quedara feo. Quería tener la posibilidad de ponerme un escote si así lo deseaba. Además, pensé que era una buena manera de disimular un poco el portal en el día a día.

La colocación del portal requiere una operación. El tema conmigo era que, hasta ese momento, yo nunca había estado en una sala de operaciones, nunca me habían operado ni sabía lo que era la anestesia. La decisión fue fácil pero llevarla a cabo fue más desafiante de lo que esperaba. Aparte de los nervios de tener que pasar por la primera operación de mi vida, la recuerdo como la más dolorosa y difícil de todas. Quizá fue una combinación de mis nervios, la primera vez y mi elección de ponérmelo en un lugar inusual. No sé. Lo que sí sé es que, al despertarme de aquella operación, sentí un dolor insufrible. Encima descubrí que el efecto secundario de la anestesia me causaba constipación. No solo tenía el dolor de los músculos por estar recién operada, no solo no me podía reír sin retorcerme del dolor, sino que encima tenía unos retorcijones terribles por no poder ir al baño. Fue muy traumático para mí. La recuperación tomó unos cuatro días y luego siguieron más biopsias y más exámenes.

Como dos días después de la operación seguía sin poder ir al baño; me sentía súper mal y me recetaron todos los laxantes posibles para ver si alguno por fin hacía efecto. Ese día regresábamos a San Juan desde Humacao, donde habíamos estado visitando a mi hermano en su casa. Tenía la panza tan hinchada de la constipación que, antes de salir de casa de mi hermano, me quité el pantalón, le pedí prestado a Adalberto uno de sus calzoncillos boxer y me lo puse encima de mi panty porque sentía que el pantalón me sofocaba. Ya en el carro camino a San Juan, Mami iba manejando, mi mejor amiga Elianne iba con ella adelante y yo iba atrás. De repente me dio un retorcijón terrible y lo reconocí: era una señal clara de que estaba lista para ir al baño. Me entró una desesperación tremenda porque si Mami agarraba un hoyo en el camino, el dolor era insoportable y las ganas de ir aumentaban. Estábamos en medio de la carretera, no había dónde pararnos, no teníamos papel, no quedaba otra que esperar a llegar a la casa.

Logramos llegar al apartamento y subirnos al ascensor. Yo estallé en lágrimas por la vergüenza de no poder ir al baño, porque me estaba haciendo encima, por sentirme mal y ¡porque uno normalmente no habla de la caca! Elianne fue un ángel conmigo a lo largo de toda mi enfermedad, incluyendo lo que estaba por suceder. Estábamos en el ascensor, en lo que parecía un viaje interminable, yo doblada de dolor llorando, recién operada, tratando de aguantar, pero con muy poca agilidad y movimiento. Recuerdo que de pronto Elianne me empezó a decir: "Cágate encima, ¡olvídate!".

Hice todo lo que pude para que no se me saliera antes de llegar al apartamento pero en el ascensor mis intestinos no aguantaron más… y me cagué encima. Trataba de agarrar el calzoncillo para ver si podía contener lo que salía pero no podía doblarme porque recién me habían colocado el portal; las lágrimas no paraban de escurrirse por mi cara. Fue uno de los momentos más humillantes de mi vida y Elianne estuvo ahí firme, sin dejar mi lado. Me ayudó a salir del ascensor e ir al baño para quitarme el calzoncillo y limpiarme, y lo hizo todo con tanto cariño y cuidado que se me llenan los ojos de lágrimas de solo recordarlo. Ella siempre ha estado ahí para mí, en las buenas y en las malas y en todas las demás. Es y ha sido siempre una gran amiga.

Nuestra amistad comenzó en una clase en la universidad en Puerto Rico. Ella es mucho más extrovertida y expresiva que yo. Y bueno, al conocernos nos caímos bien. Después de salir de la universidad, entre eso de las dos y tres de la tarde, yo siempre me dormía una siestita. Lo hacía como para recargar mi energía antes de sentarme a hacer la tarea o de salir a hacer lo que tuviera que hacer en la tarde. Y ella justo me llamaba en el momento en que yo me acostaba a dormir. La quería matar por no calcular mejor el tiempo pero siempre la atendía. Así fue como empezó nuestra amistad. Ya con el tiempo ella pasaba por mi casa a visitarme o yo iba a la de ella y así fuimos forjando nuestra relación. Hoy día no solo nos queremos mucho sino que ella se preocupa mucho por mi familia y yo por la de ella. Elianne ha estado en todos los momentos clave e importantes de mi vida y me conoce con los ojos cerrados. Sabe qué significan mis muecas, puede ver más allá de mi sonrisa y detectar si tengo los ojos tristes o no, sabe cómo pienso, lo que puedo llegar a decir, lo que he hecho y no he hecho. Elianne es esa amiga que, sin importar cuanto sonría, sabe si detrás de eso se esconde dolor y angustia. Es una persona honrada, buena, desinteresada, leal y muy querida, y siempre ha estado ahí para mí.

Nadie de mi familia se podría haber imaginado que algo así me tocaría a mí, la mascota, la muñequita, la nenita de la casa. Dada la diferencia de edad, era algo casi impensable, pero así fue. Fue algo devastador para todos, según mi mamá. Ella lo recuerda como algo tan doloroso y profundo que hoy día prefiere ni hablar del tema. Para mi papá, recibir esa noticia fue como si se le cayera el cielo encima. Le costaba creer que algo así me estuviera sucediendo a mí. Sé que, aunque le resultaba difícil aceptar eso, le rezaba a Papa Dios todos los días; le pedía por mi salud, rogaba que su chiquita saliera bien de esta. Sin embargo, como mi papá no habla mucho de sus sentimientos, no teníamos una comunicación abierta al respecto. Más que hablar, él pregunta y de esa manera está pendiente de que uno esté bien. Yo sé poco de lo que fue para él perder a su madre de joven y todo lo que trajo eso como consecuencia, pero sé que lo sufrió mucho. De igual manera, me imagino que también debe de haber sufrido mi enfermedad pero, en vez de expresar ese dolor, lo que me brindó fue fe y fortaleza. Y con la ayuda de esa fe y fortaleza, logré salir adelante.

Al principio, cuando recién me diagnosticaron, y como era realmente un mundo ajeno para mí, no estaba lista para compartir lo que me estaba ocurriendo con los medios. Primero sentí la necesidad no solo de informarme sino de comprender qué pasos me tocaba tomar en este camino inesperado en el que me encontraba. Un día, de compras por Bal Harbour, recibí una llamada de una revista que quería corroborar si era verdad que estaba enferma; de alguna manera pude esquivar la pregunta sin contestarla. Pero ya los rumores estaban dando vueltas y se acercaba la hora de darle alguna declaración a la prensa. Como recibí la noticia mientras le daba una entrevista a la revista *Nueva Mujer*, cuyas oficinas estaban arriba de *TV Notas*, y como ese mismo día cancelé mi viaje a Buenos Aires, era lógico que sospecharan algo. Todos esos pasos eran como la leña al fuego de los rumores, pero yo permanecí callada hasta sentir que tenía toda la información que necesitaba para comprender lo que me estaba ocurriendo y poder explicarlo luego claramente.

Cuando me enteré de mi diagnóstico tenía tantas preguntas que me hubiera sido imposible responderle a los medios. Sin embargo, aquella llamada que recibí en Bal Harbour me abrió los ojos y me di cuenta de que eventualmente tendría que enfrentarlo públicamente. Finalmente, al sentirme mucho más informada y preparada, cuando sentí que ya podía hablar con propiedad de lo que me estaba por ocurrir, decidí hacer una conferencia de prensa en Puerto Rico. Preferí este método para así anunciárselo a todos a la vez en vez de pasar a hablar del asunto programa por programa.

Así fue que invitamos a la prensa a conversar conmigo sin anunciarles específicamente por qué. Antes de esa conferencia me corté el pelo. Pasé de tenerlo largo a tenerlo por los hombros y me vestí con un color vivo, con una blusita amarilla para emitir una sensación de alegría y paz. Recuerdo sentirme bastante tranquila y haber recibido un gran respeto y solidaridad por parte de los periodistas. Hicieron varias preguntas pero mayormente escucharon lo que tenía para contarles. Tuve la fortaleza para hablarles a todos de lo que iba a pasar sin convertirme en un mar de lágrimas. Sí, se me aguaron los ojos, pero pude controlar mis emociones, mantener la cordura y hablar tranquilamente, cumpliendo la meta de esa charla: que entendieran lo que me estaba pasando pero que no me tuvieran pena. Eso era lo peor que me podía pasar. No buscaba que me tuvieran lástima, simplemente les quería explicar lo que me sucedía para acallar los rumores y que respetaran el tiempo que iba a necesitar para tratarme y recuperarme.

Entre tantas obligaciones, exámenes y terminología previas a mi operación, por alguna razón lo único que quería era ir a ver una pelea de boxeo. Nunca había ido a una y me llamaba mucho la atención. Se lo comenté a Fonsi, y dicho y hecho. Conseguimos que Tito Trinidad nos regalara unas entradas para su próxima pelea, que era nada más y nada menos que contra Floyd Mayweather. Teníamos asientos en la primera fila, al lado de la esposa y delante de la mamá de Trinidad. Hacía poco que me había colocado el portal e incluso tenía aún el hilito de la costura, así que tenía que estar pendiente de que no se me viera nada. ¡Cómo gocé esa pelea! Fue la distracción perfecta, lo que más necesitaba en aquel momento. Me llenó de energía y fuerza. Pero a la vez sufría por Trinidad porque no le estaba yendo tan bien. Y como estábamos sentados con su familia, era testigo del sufrimiento que tenían al ver que Tito iba perdiendo. Su mamá estaba angustiada porque le estaban dando duro pero él no se quedaba atrás y también le daba a Mayweather. A mí de repente me superaron las emociones y me puse a gritar como si yo fuera la que estaba dirigiendo la pelea. En realidad, yo no tenía idea de quién iba ganando o perdiendo, pero por mi gritadera pienso que nadie se debe haber percatado. Fue lo que más necesitaba en ese instante de mi vida. Por un ratito me pude olvidar de mi enfermedad y ser simplemente yo, angustiada por el dolor de la madre y dándole aliento a Tito para que ganara. En ese momento era una mujer sana que simplemente fue a ver una pelea. Pero la realidad es que no solo fue una distracción sino el lugar perfecto para desahogarme y pegar todos los gritos que no le estaba pegando a mi enfermedad.

Seguía dubitativa con respecto a qué hacer con mi seno. ¿Sería bueno o malo intentar conservarlo? ¿Quitarlo no sería mejor? Cuando me vi con la doctora Cruz, ella notó que tenía una inseguridad enorme con respecto a esa decisión y me sugirió que fuera a una especialista en el Mayo Clinic para ver si podía apaciguar mis dudas.

Esta especialista se encargaba de hacer investigación médica sobre el cáncer. Ella me ayudó y me brindó toda la información que me faltaba para poder tomar la decisión que me dejaría más tranquila. Al fin y al cabo, me recordó que el cuerpo era mío, que era mi vida y que la decisión a tomar también era mía.

La mayoría de la gente quería que me quedara con el senito pero yo no quería permanecer con nada que pudiese poner en peligro mi salud y mi vida. Realmente es una decisión extremadamente personal porque, como bien me dijo la especialista del Mayo Clinic, se trata de tu cuerpo y de tu vida. Si preservar esa salud y vida costaba un seno, no me importaba y nunca me importó. En ese momento no estaba preocupada por la belleza física. Es como si algo me hubiese hecho clic por dentro y la Adamari a la que le interesaba probarse el vestido e irse a la fiesta pasó a segundo plano; ya nada de eso era relevante en ese momento.

Ojo, la decisión no es que haya sido fácil para mí. A mí me gustaban mucho mis senos, eran bien bonitos y nunca antes se me había pasado por la cabeza operarme estéticamente para agrandármelos o para ponerme implantes. Sin embargo, al pensar en la posibilidad de quitármelo, me agarraba de la idea de que unos lindos implantes también me quedarían bien: las chichis siempre las tendría de lo más paraditas y bonitas, y con ese cambio gozaría de mi salud. Para darme valentía y alivio, pensaba: "¿Cuántas mujeres hay que se hacen los senos y se someten a una operación y a una cicatriz por gusto? Bueno, pues la mía sería de guerrera".

Al finalizar mi visita con esta especialista, y después de escuchar toda la información que me brindó sobre mi caso, yo sentí que lo mejor era quitarme el seno. Y como ya desde el principio mi intuición me había dirigido hacia ese camino, esa visita simplemente me sirvió para confirmar lo que yo ya venía sintiendo. Mi equipo de doctores estaba formado y mi decisión estaba tomada: me haría una mastectomía del seno derecho en Jacksonville, Florida, el 30 de mayo de 2005.

6

....

La operación

Mientras más avanzado esté el cáncer de seno, más señales da el seno de que algo anda mal. Yo encontré mi tumor porque me lo palpé pero, como los senos de las mujeres jóvenes usualmente son densos, pude no haberlo reconocido como algo anormal. Al encontrarlo yo lo sentí bastante grandecito. Resultó ser de cuatro centímetros.

Se había determinado que, como mi cáncer de seno estaba en la etapa II y los ganglios linfáticos no se veían afectados, solo me tendría que hacer quimioterapia, pero podría evitar la radiación. Si me hubiera tenido que someter a radiación, no hubieran podido colocarme el expansor que comenzaría a hacer espacio entre el músculo y la piel para el futuro implante. Pero este no era mi caso. No necesitaba radiación, así que si todo salía bien al quitarme el seno y no se encontraban con ninguna sorpresa al abrirme, la reconstrucción de mi seno podría comenzar de manera inmediata.

Me sometí a la operación con mucha tranquilidad y pensamientos positivos, enfocándome en que todo saldría bien. Hoy día, si me volviera a tocar otro cáncer de seno, enfrentarlo con esa misma actitud positiva sería mucho más difícil porque ya sé a lo que voy y eso me causaría triple angustia. Sé que es un proceso arduo y que lo que sigue es peor. Aunque todo es soportable, cada tratamiento lo vuelve todo más sombrío.

Pero este no fue el caso de aquel 30 de mayo de 2005. Ese día llegué a la operación animada, contenta, positiva, tranquila y deseosa de salir espectacularmente bien. En realidad, los que más sufrieron ese día fueron los miembros de mi familia. Recuerdo que mi hermana Adilsa casi ni hablaba de la angustia. Sin embargo, para mí había una sola misión: quitarme esa enfermedad.

Entré al hospital confiada en que todo iba a estar bien. En ningún momento pensé que iba a estar mal. Realmente no sé de dónde saqué tanta fuerza ya que ahora me observo y noto que soy muy llorona, pero en ese momento fui todo lo contrario. Lo que más me ayudó fueron las ganas de vivir, la fe, el amor y apoyo incondicional de mi familia y el estar locamente enamorada de mi pareja, quien también me brindó una cantidad de amor y apoyo, claves para mi bienestar en ese momento. Al verlo tan preocupado y angustiado, al observar el dolor de mi familia, de inmediato sentí que no era momento para quebrarme. Ellos me brindaron una fortaleza inexplicable. Yo no quería verlos sufrir y lo último que quería era que alguien me agarrara pena. Mi enfoque principal era estar bien y salir adelante con mi vida.

En el Mayo Clinic en Jacksonville, Florida, el trato fue espectacular. Una ventaja de haberme operado allí, además del profesionalismo del lugar, es que nadie sabía bien quién era yo. No me conocían como actriz y ese anonimato en ese momento tan íntimo y difícil fue inestimable. Encima me tocó un equipo de médicos increíbles que me hicieron sentir cómoda, me brindaron seguridad a través de explicaciones claras para que yo comprendiera todo lo que me estaban por hacer y entendiera que el propósito principal de cada procedimiento era curarme.

Llegué a la clínica unos días antes de la operación para hacerme todos los análisis preoperatorios necesarios y así estar preparada para el gran día. Tuve que entrevistarme con el anestesiólogo, el cirujano oncólogo, el cirujano plástico, hacerme análisis de sangre y hacer un *living will* por si me pasaba algo en el proceso. Este último paso me costó más de lo que me hubiese imaginado porque yo no iba con la idea de que me podía morir. Mi actitud positiva ni me permitía pensar en eso. Pensar en un testamento en ese momento era enfrentarme a la posibilidad de morir. Fue un momento impactante pero es una realidad y le puede pasar a cualquier. Mejor estar preparado.

La noche anterior y la mañana de la operación me tuve que bañar con un jabón especial que me dieron los médicos que sirve como desinfectante preoperatorio; por ende, antes de irme al hospital no me podía poner ningún tipo de crema en el cuerpo ni desodorante. Ese día me acompañaron mi mamá, Adilsa, Adalberto y Fonsi. Partimos tempranito hacia el hospital y, al llegar, lo primero que me hicieron fue inyectarme un tinte azul que serviría mientras me estaban operando para hacerme una biopsia del ganglio linfático centinela. El tinte azul ayuda a que el cirujano identifique el ganglio linfático centinela —el primer ganglio donde las células cancerígenas se podrían alojar, partiendo del tumor principal. Una vez identificado, lo extirpan y analizan en el acto para ver si da positivo o negativo. Un resultado negativo sugiere que el cáncer no ha desarrollado la habilidad para diseminarse por otras partes del cuerpo. Si el resultado da positivo, es probable que el cáncer se haya alojado en otros ganglios linfáticos cercanos y otros órganos. El tratamiento que sigue a la operación depende de ese resultado.

Una vez que terminaron de inyectarme ese tinte me llevaron a otro cuarto para que me quitara la ropa y me pusiera la bata de hospital. Cada uno de esos pasos me iban poniendo un poquito más nerviosa y ansiosa. Ponerme la bata también me causó ansiedad. Como nunca me había sometido a una operación de esa magnitud, todo esto era nuevo para mí. Algo tan simple como ponerme una bata se volvió todo un asunto. Nadie me explicó cómo me la debía poner y yo no tenía idea si la parte abierta de la bata iba de frente o de espalda. Me la puse como me imaginé debía ser pero entonces vi lo otro: unas medias y botas que parecían de astronautas. Después me explicaron que ayudaban a mantener la circulación de las piernas. Me puse toda esa ropita como pude y luego me arreglé según me dijeron las enfermeras. A esa altura intentaba disimular los nervios pero era difícil porque iban en incremento.

Un ratito después entró mi equipo de doctores y cada uno me explicó el procedimiento que seguiría. El anestesiólogo me contó que me abriría la vena, me daría un sedante y ya en la sala de operaciones me administraría la anestesia. En ese momento mi mamá tomó las manos del anestesiólogo y le dijo que se las bendecía —cosa que hizo con todos los doctores— para que yo pudiera salir bien y para que encontraran el rumbo correcto para hacer lo necesario para curarme. Luego vino el cirujano plástico y me marcó algunas áreas del seno: así estaría preparado para ponerse manos a la obra si le daban el sí. Lo que ocurre durante la operación es que primero trabaja el cirujano oncólogo para retirar el tumor. Una vez retirado, le hacen una biopsia para asegurarse de que quitaron todo lo que debían quitar y no quedaron márgenes con células malignas en el cuerpo. Si los márgenes se encuentran limpios, sin células malignas, su trabajo está terminado, pero si encuentran células malignas deben seguir raspando hasta que estos márgenes salgan limpios. Si los márgenes son demasiado amplios y los ganglios linfáticos se encuentran afectados, quiere decir que el paciente debe hacer un tratamiento de radiación. Pero si los márgenes se encuentran limpios y la biopsia del ganglio linfático centinela da negativo, la puerta hacia la reconstrucción permanece abierta.

Lo último que recuerdo antes de partir hacia la sala de operaciones es estar rodeada de mi familia, sonriendo para disimular los nervios. El tiempo entre ese momento y la sala de recuperación es una gran laguna. Tenía razón el anestesiólogo cuando me advirtió que no recordaría nada dentro de ese rango de tiempo. No sé qué dije cuando me sacaron del cuarto en la camilla, no recuerdo el pasillo ni el quirófano. Mi familia me contó que, cuando me llevaron en la camilla, se me cayeron las lágrimas, cosa que también me ocurrió en las siguientes operaciones. No lloraba antes pero en ese instante sí. Me imagino que, al relajar mi cuerpo, no había manera de contener mis sentimientos.

Gracias a Dios, la operación salió bien. Me lograron sacar el tumor con sus márgenes y el seno sin problema. La biopsia de ganglio linfático centinela dio negativa, lo cual indicó que mis otros ganglios linfáticos se encontraban bien; por ende, no necesitaría radiación. Y el cirujano plástico pudo entrar al quirófano a proseguir con el comienzo de la reconstrucción del seno y a colocarme el expansor.

Al despertarme después de la operación recuerdo sentir que mi boca y garganta eran un desierto. Durante la operación me habían entubado. Por pasar un rato con ese tubo, te queda toda la zona súper resentida cuando te lo sacan. Era una sensación muy incómoda y casi no podía hablar. Me sentía como Marlon Brando en *El padrino*. Lo bueno fue que estaba rodeada de mis seres queridos, que me hablaban y me trataban de hacer reír, burlándose de mis botas espaciales y aerodinámicas, cosa que agradezco inmensamente. Todavía estaba bajo los efectos de la anestesia, así que el dolor seguía sin apoderarse de mi cuerpo y todo me parecía un poco difuminado. Sí tenía claro, sin embargo, lo que me habían hecho y estaba ansiosa de ver cómo había quedado mi seno. Intentaba mirarme un poco pero no tenía demasiada movilidad y estaba completamente vendada, así que no había mucho para observar.

Ya en la noche mi familia se fue; recuerdo ver a la enfermera entrar y salir para hacer sus chequeos regulares. También recuerdo despertarme en medio de la noche y no tener a nadie en el cuarto ni encontrar nada para ver en la televisión. Sentía algo de náusea y la enfermera se acercó y me preguntó que del 1 al 10 cuán incómoda y mal me sentía: le respondí que 8 o 9. Entonces salió y regresó con una inyección que me calmaría ese dolor. Yo estaba feliz, pensando que se me quitaría todo con esa inyección mágica. No sabía lo que me esperaba. Cuando me la insertó, puse el grito en el cielo y pensé: "¡Me c@#o en mí misma! ¿Por qué dije que tenía náusea?". Me dolió más la bendita inyección que el malestar que tenía. La náusea se pasó pero el dolor en la pierna me duró ¡como cuatro días! Eso sí que no se me olvidará más.

Con la llegada del siguiente día, llegó también mi impaciencia. Ya estaba harta de estar en la cama y hasta recibí al doctor parada.

Mi familia ya estaba ahí en el cuarto conmigo. Aproveché y me levanté y me bañé. Mi ánimo positivo me impulsaba hacia delante para cumplir mi única meta del día: salir de ahí cuanto antes para comenzar mi recuperación y seguir adelante. Mi familia intentaba que comiese algo pero yo estaba tan mañosa que lo único que quería era irme de ese lugar. Tuvieron que venir las enfermeras a explicarme que, para poder darme de alta, necesitaban que comiera algo. No me podían dejar ir con el estómago vacío así que me comí una gelatina con manzana o algo por el estilo. Al fin nos fuimos.

Como yo no tenía seguro, estaba pagando cada cosa de mi bolsillo. Por ende, lo que hice fue salirme del hospital cuanto antes para no incurrir en más gastos de cama y alquilamos un par de habitaciones conectadas en un hotel cercano al hospital para que yo pudiera hacerme los seguimientos postoperatorios necesarios y así volver a mi casa en Miami más tranquila.

Sin saber quién era yo, mi doctor maravilloso —esto lo aclaro porque es algo que él haría como médico preocupado por cualquiera de sus pacientes— me venía a visitar por las mañanas antes de entrar al hospital para ver cómo seguía mi recuperación y también pasaba después de su jornada laboral antes de partir a su casa. Fue un detalle increíble. Hoy día sigo guardando muy buena relación con el doctor Sarvam Terkonda. Él fue a mi boda y seguimos en contacto. Nos llamamos, nos frecuentamos, vino los otros días a Miami y fuimos a comer, nos mandamos tarjetas de Navidad. Se portó tan increíblemente bien que siempre le digo que si algún día tengo una hija, le voy a poner el nombre de su hija en su honor.

Como mencioné, yo no tuve seguro médico que me cubriera tratamiento alguno de mi enfermedad. Cuando quise sacar uno en

Miami me aceptaron, pero no me cubrirían nada que tuviera que ver con el cáncer de seno por ser una enfermedad pre-existente al seguro. Tuve que disponer todos mis ahorros para el tratamiento y, gracias a eso y a la ayuda de mi familia, pude salir adelante. Me di cuenta de la importancia de tener un seguro médico y de lo difícil que debe ser para personas con menos recursos verse enfrentando exactamente lo mismo. A veces piensan que porque uno es artista tiene más ventajas, más privilegios y más dinero, pero la realidad es que muchos de nosotros somos igual de trabajadores que los no famosos. Como el ambiente artístico está rodeado de un cierto *glamour*, no necesariamente significa que uno tenga lo que tiene el personaje que interpreta o sea lo que aparenta ser delante de la gente. Esas apariencias son parte del trabajo. Y si dejamos de trabajar, dejamos de ganarnos la vida. De pronto no solo tuve que disponer todos mis ahorros para mi enfermedad sino que pasé los siguientes dos años sin trabajar y sin generar dinero. Si no hubiese sido por esos ahorros y la ayuda de mi familia, no sé cómo hubiese hecho.

Estaré también eternamente agradecida con la empresa Televisa, mi casa laboral durante tantos años de mi vida. Ellos me brindaron una ayuda inmensa al pagarme, casi en su totalidad, la primera operación a la que me tuve que someter sin seguro que me cubriera. Fue un apoyo esencial en un momento crucial.

Lo que siguió lo tuve que pagar de mi bolsillo: la quimioterapia y todas las operaciones que siguieron. Por eso sé lo clave que puede ser una ayuda en un momento desahuciado. Antes de asociarme a una campaña que ayuda a las personas que tienen cáncer de seno, me aseguro de averiguar cómo reparten el dinero ganado. Mi meta principal al representar estas campañas —como la de *Save Lids to Save Lives*— y ayudarles a recaudar fondos es que ese dinero le llegue a la gente. Quiero crear conciencia y generar dinero que realmente ayude a la causa.

El amor y apoyo que recibí de la gente fue una gran ayuda para mí. Antes de enfermarme yo sabía que la gente me tenía aprecio por las novelas y que seguían mi carrera, pero durante mi momento más difícil fue cuando me llegó esa lluvia de generosidad, amor y apoyo que me dejó pasmada de alegría. Las muestras de cariño, las cartas, las oraciones, todo eso fue una demostración de amor de la gente que yo no me esperaba. No sabía que contaba con eso. Hoy día todavía me sigo sorprendiendo porque la gente es muy linda conmigo. Hasta después de estar ausente de los medios durante dos años, su lealtad al volver me dejó loca de felicidad.

Cuando finalmente recibí el alta, bajamos en carro de Jacksonville a Miami. Pensamos que sería más fácil para mí que viajar en avión, y teníamos razón. Yo estaba adolorida, no podía mover mucho el brazo derecho y tenía un vendaje fastidiosísimo que me hacía sentir que caminar media encorvada era menos incómodo. Si me incorporaba, sentía que iba a sufrir más. Pero nada me quitaba la alegría de volver a casa. Lo más lindo de todo fue que, al llegar, había un gran cartel colgado al frente que decía *Welcome Home* (Bienvenida a casa). Me pareció un detalle lindísimo y me puso una sonrisa en la cara. Lo último que esperaba era la sorpresa que recibiría al entrar.

Abrí la puerta y, entre un mar de globos, me encontré con amigos y familia dándome la bienvenida sorpresa. La casa estaba repleta de flores y todos me transmitieron una alegría y una energía tan bonita, que me hicieron sentir como si todo estuviera bien, igual que siempre. Le agradeceré siempre a mi ex esos detalles tan amorosos. En un momento como ese, realmente logran levantarte el ánimo.

Las próximas semanas fueron de pura recuperación. Al quitarme los ganglios linfáticos de la axila derecha, necesitaba hacer ejercicios diarios con el brazo y la mano para ir recuperando el movimiento. Hoy día ya está recuperado ese brazo; sin embargo, y dado que ya no tengo esos ganglios linfáticos, nunca deben tomarme la presión ni sacarme sangre del brazo derecho. Tampoco debo cargar nada demasiado pesado con ese brazo y, cada vez que subo a un avión, debo colocarme una manga especial en ese brazo para evitar que me de linfedema, la acumulación de líquido en el tejido blando del cuerpo cuando el sistema linfático se encuentra dañado o bloqueado. Es una enfermedad que suele presentarse en los pacientes de cáncer de seno y que, una vez que la tienes, se vuelve crónica; por eso hay que tomar las precauciones necesarias para evitarla.

Después llegó el momento de ver la cicatriz del seno. La primera vez, bueno… No sé ni cómo describirla. Fue como recibir una bofetada. Nada te puede preparar para ese momento. Fue enfrentarme a lo que me estaba ocurriendo de verdad. Fue darme cuenta de que esto no era una simple pesadilla, que era una realidad. Me paré frente a un espejo de cuerpo entero que tenía en mi cuarto y, con la ayuda de Adilsa, quien me acompañó fielmente durante toda la enfermedad, me fui quitando la venda. Cuando finalmente me vi, respiré profundo. Se notaba que estaba cicatrizando bien pero era algo muy ajeno a mí. No sentía que el seno que veía reflejado en el espejo era en realidad el mío. Después de la operación, el seno con el expansor había quedado mucho más alto que mi seno sano. Casi me llegaba a la clavícula y eso me causó mucha impresión y angustia.

Mi médico me había mencionado que, al quitarme la venda, notaría que el seno estaría más alto que el sano; por eso me había pedido que me pusiera una venda especial. Esta venda lo que hace es apretar y empujar el seno hacia abajo mientras se va recuperando y el tejido se va expandiendo. Me explicó que cada dos semanas tendría que ir adonde el doctor para que me fuera llenando el expansor hasta que llegara al tamaño deseado, que en este caso sería el que se pareciera a mi seno sano. Después pasaría un tiempo con el expansor lleno hasta que el tejido se adaptara a esta nueva forma. Luego me haría otra operación en la que me quitarían el expansor y me colocarían el implante, que para ese entonces ya caería en su sitio. Yo ya conocía esta explicación pero igual me daba impresión verme así.

Para mantener el ambiente ligero y positivo, y por más impresión que nos diera, mi hermana y yo decíamos que se veía bonito, que la cicatriz estaba bien, que no era tan grande como pensábamos que sería, que tenía la suerte de que dentro de esa misma operación me habían podido colocar el expansor de tejido para comenzar el proceso de reconstrucción. Ambas hicimos lo que pudimos para darme ánimo para seguir adelante y sentir que todo lo que vendría también saldría bien.

Cada paso dentro de la recuperación era como ir escalando cuesta arriba. Cuando por fin sentía que podía llegar a una explanada de normalidad, me tocaba enfrentar otro hito. Ahora me tocaba quitarme la venda enfrente de mi novio.

Imagino que esto le puede pasar a cualquier mujer que haya

vivido un proceso similar. Después de vivir tantos años con su pareja, hay muchas que no se atreven a dejarse ver los senos por vergüenza a la cicatriz y al qué dirán y al yo no sé qué. Encima, y con el tratamiento de la quimioterapia, el cuerpo cambia hormonalmente; ya uno no tiene el mismo deseo. Son muchas cosas. Sé de mujeres que se dejan ver enseguida por sus esposos o parejas, y de otras que con los años siguen sin dejarse ver.

Recientemente conocí a una mujer a la que hace poco le diagnosticaron cáncer de seno. Se encontraba enojada: había leído libros que dicen que todo va a estar bien y la gente le decía lo mismo. Ella encontraba que en teoría comprendía que podía salir de esto y que iba a estar bien, pero que en ese momento estaba encabronada y ya no quería escuchar a una persona más diciendo que la entendía y que todo iba a estar bien. Personas que pasaron por algo similar le comentaron que al final se dieron cuenta de que el cáncer les cambió la vida de una manera positiva, pero ella en ese instante no podía ver ni comprender cómo algo así podía tener un resultado bueno. Se le fueron los deseos de estar con su marido. No le veía nada positivo a lo que estaba viviendo en ese instante. Y eso tampoco está mal. Lo importante es respetar la vivencia de cada una porque no son todas iguales. El "todo va a estar bien" no le sirve a todas. Algunas mujeres sienten rabia al escuchar esa frase y otras la agradecen. Lo importante, según mi propia experiencia, es permitirse sentir y expresarse.

En mi caso, encarar el momento de desnudarme frente a mi novio y mostrar la cicatriz me resultó difícil. Me causaba mucha inseguridad. Ya sabíamos la explicación de todo pero igual sentía que me veía deforme. Es muy difícil explicar lo que uno siente viéndose así: es como recibir un golpe tras otro y uno no lo termina de comprender. No me sentía bonita ni atractiva, me sentía diferente, no me sentía yo misma. Y ni hablar de lo que vendría después. Pero Fonsi fue muy cuidadoso y cariñoso conmigo. Le restó importancia a mi cicatriz y enfatizó lo bonita que me veía, brindándome así el apoyo que necesitaba en aquel momento.

Todavía me faltaba pasar por varias etapas más, así que no era el momento para echarme a llorar y tenerme pena. Tenía que seguir adelante, seguir fuerte, seguir con ánimo, seguir positiva, seguir sonriendo. No me podía rendir a la angustia ahora.

7

Los embriones de mi vida

Uno de los impactos más fuertes de tener cáncer de seno fue tener que enfrentarme de pronto a la posibilidad de quedar infértil. ¿Cómo? ¡¿Encima de todo existía la posibilidad de no poder tener hijos?! Mi sueño siempre ha sido tener una familia. Nunca se me había cruzado por la mente que esto podía ser solo un sueño. Como bien dicen, cuando llueve, truena; pero si uno busca, encuentra la luz del amanecer.

Fue duro comprender que para curarme quizá tendría que perder la oportunidad de crear una familia. Todavía no estaba casada; es más, ni siquiera teníamos fecha para el matrimonio pero hablamos del tema con Fonsi y decidimos tomar algunas medidas preventivas. Primero buscamos diferentes opiniones médicas para ver cómo hacíamos para que yo no quedara estéril con el tratamiento de quimioterapia. Cuando nos dimos cuenta de que no había forma de asegurarse de que el tratamiento no tuviera este efecto adverso, optamos por otra solución.

Me recomendaron un sitio que se especializa en mujeres que tienen cáncer que quieren pasar por un proceso de fertilidad: está basado en Nueva York y se llama The Center for Reproductive Medicine and Infertility. Hicimos cita con el médico y nos informamos sobre la fertilización in vitro y la posibilidad de guardar embriones congelados por si quedaba estéril. También charlamos sobre la posibilidad de guardar óvulos pero decidimos que no nos queríamos arriesgar. Los óvulos, al descongelarse, tienen más probabilidades de sufrir una ruptura y permanecer inutilizables. Era mucho más seguro congelar embriones ya que sobreviven mejor a la descongelación. Así fue que llegamos a la decisión de guardar embriones solamente.

Las fechas de cada etapa de mi tratamiento debían ser calculadas cuidadosamente para lograr hacer todo lo más efectivamente posible. El tema era que no podía dejar pasar demasiado tiempo entre la operación y la quimioterapia. Pero esos embriones eran una prioridad así que pusimos en marcha un plan para llevar a cabo su preservación.

Primero ocurrió la operación el 30 de mayo y siguió aproximadamente un mes de recuperación. A comienzos de julio comencé el proceso de fertilización, seguido de la quimioterapia a principios de agosto. Entrando en julio, con el tumor ya operado y mi etapa de recuperación terminada, esperé a que me llegara el período y comencé a inyectarme estrógeno y progesterona para el proceso de fertilización. Esta decisión no fue nada fácil y llevaba consigo un gran peso porque mi cáncer se alimentaba de estas hormonas. El cáncer que tuve fue una mutación genética de estrógeno y progesterona positivos. Si quedaba alguna célula maligna en mi cuerpo después de la operación, este proceso de fertilización no solo serviría para crear embriones sino que también podía alimentar otro cáncer dentro de mí. Por eso era vital que todo se hiciera de la manera más rápida y eficaz posible, así podía comenzar la quimioterapia enseguida y eliminar el riesgo de tener que enfrentar otro cáncer.

A mediados de julio de 2005 viajé a Nueva York junto con mi hermano y mi mamá, y pasé dos semanas completando el tratamiento de fertilidad. Durante esas dos semanas tenía que levantarme a las seis de la mañana para sacarme sangre, así el doctor podía analizar cuántos óvulos estaban creciendo en mis ovarios. Las inyecciones que me ponía estimulaban mis ovarios para que produjeran más óvulos de lo normal, así podíamos extraer más en un solo ciclo. Una vez extraídos continuaba el proceso de fertilización. La razón por la que iba todos los días a hacerme este análisis era para no perderme la ventana justa cuando el óvulo se encontrara listo para extraer.

Durante esas dos semanas me tenía que seguir inyectando hormonas hasta el momento de la extracción. Yo soy súper miedosa para las inyecciones y me dejo inyectar siempre y cuando no tenga que ver. Esa inyección la verdad es que no era dolorosa: tenía una aguja súper finita y se tenía que administrar en mi abdomen más o menos a la misma hora todos los días. Hubo un día en que estábamos solas mi mamá y yo en la habitación del hotel cuando llegó la hora de la inyección. Por alguna razón nos entró un pánico contagioso a las dos y ninguna se animaba a ponerme la inyección. En realidad era una cosa súper rápida y fácil de hacer, pero ese día ambas actuamos como si fuera una papa caliente que ninguna de las dos se atrevía a sostener.

Mami me decía: "Ay, no, m'hija, yo no me atrevo".

Entonces intentaba puyarme yo sola y de pronto le decía: "No, Mami, es que yo tampoco me atrevo", y se la volvía a pasar.

Así estuvimos más de media hora hasta que por fin decidimos llamar al gerente del hotel para pedir ayuda. Le expliqué que me tenía que poner una inyección, que ya estaba media hora tarde y que no me atrevía a ponérmela. El señor, un poco alarmado con el pedido, de inmediato me aclaró que, si era en la nalga, no podría participar en el asunto de ninguna manera. Le aclaré que era en el abdomen y me dijo que subiría enseguida. Cuando llegó a nuestra habitación, el pobre hombre tampoco sabía lo que hacía. Le expliqué lo que tenía que hacer, miré para un lado, mi mamá para el otro y finalmente el tipo me puso la inyección y se acabó el cuento. Nunca comprendí por qué justo en ese momento nos entró ese ataque de nervios con una tontería de inyección que ni duele después de haber pasado ya por mi operación; nos sirve, sin embargo, como anécdota divertida. Todavía nos reímos cuando recordamos ese momento ridículo que compartimos.

Hacia finales de esas dos semanas se fue mi hermano y llegó Fonsi para hacer su donación de esperma: así crearíamos los embriones finalmente, el comienzo de lo que podrían ser nuestros futuros hijos. Llegamos a la clínica tempranito la mañana de la extracción de óvulos. Yo en general siempre soy la primera en entrar a cualquier quirófano porque soy alérgica al látex. Al ser la primera, el equipo de las salas de operaciones se encarga de tener todo limpio y libre de látex para mi operación. Esa mañana no difirió de las demás. Fui la primera en entrar.

No recuerdo mucho —imagino que por la anestesia o el calmante que me dieron— pero sí recuerdo la cantidad de sangre que me tuvieron que sacar como primer paso. Requerían seis tubos de sangre corridos. Al principio me pincharon varias veces porque no lograban sacar los seis tubos de una vez. Llegaba a cuatro y no me salía más, luego con otro pinchazo solo me lograban sacar tres. Tenía el brazo izquierdo pinchado por todos lados. Además, como el brazo derecho ya no tenía ganglios linfáticos, no podían usarlo para sacarme sangre. Fue un poco tortuoso ese proceso pero finalmente lo lograron. Después me cambié de ropa y caminé por el pasillo hacia la sala donde me harían la extracción de los óvulos. Recuerdo acostarme y estirar el brazo izquierdo para que me pusieran la anestesia. Me dijeron que contara del 10 al 1. Llegué, como mucho, al 8 y lo próximo que vi fue mi cuarto de recuperación donde estaban también mi mamá y Fonsi.

Pasamos dos días más en Nueva York esperando los resultados de la cantidad de embriones que se habían formado. Fonsi se volvió un día antes por cuestiones de trabajo y yo me regresé con mi mamá al recibir la noticia de que teníamos once embriones listos para congelar.

Mirando hacia atrás, pienso que esa época fue una de las más difíciles para mí. Aparte de tener un seno más arriba que el otro y una cicatriz que todavía me costaba comprender, había subido unas veinticinco libras entre la operación y el tratamiento de fertilidad. Esa cantidad de libras sumadas a mi pequeña estatura me hacía parecer una bolita redonda, cachetona e hinchada. No me reconocía. Me sentía tan fea, tan poco atractiva. No me lograba reconocer.

Recuerdo que una noche, durante el tratamiento en Nueva York, decidimos salir a comer con los amigos de mi novio para distraernos un rato. Cuando me fui a vestir, me di cuenta de que ninguna ropa me servía; nada me quedaba bonito, sentía que iba a salir como una bolita redonda a la calle. No sabía cómo lidiar con este otro efecto secundario por todo lo que estaba pasando en mi vida y lo único que hice fue ponerme a llorar de vergüenza. A esa altura, lo único que quería era quedarme en la habitación. Encima de no tener seno, estaba gordísima y no me hallaba, sentía que todo junto a la vez era demasiado, y eso que todavía no se me había caído el pelo. ¡Diantre! Pensaba en lo que dirían sus amigos al verme así. ¿Se compadecerían de él por tener que estar conmigo en ese estado?

Todas esas sensaciones y preguntas me mareaban la mente. Los cambios hormonales me tenían pensando en cincuenta mil cosas y la posibilidad de no poder ser madre me ahogaba. Me encontraba perdida, jamaqueada y no hallaba cómo sacarme este peso de encima. Fue uno de los momentos de mayor depresión que pasé en esos dos años. Sin embargo, no sé cómo logré llenarme de fuerza para levantarme y seguir adelante. Intentaba recordarme que estaba haciendo todo eso para cubrir las bases en caso de que realmente me quedara infértil. Que era por el bien de nuestro futuro y el de nuestros hijos. Que era parte de esta enfermedad y que no me quedaba más remedio que soportar esta etapa y nuevamente alzar la cabeza y seguir caminando.

8

....

La quimioterapia se apodera de mis días

Con el regreso de Nueva York —ya habiendo terminado el tratamiento de fertilidad— había llegado la hora de enfrentarme a la *quimioterapia*. Había oído hablar del tema pero al vivirlo comprendí que es difícil encontrar palabras para explicar todas las sensaciones que te causa este tratamiento. Está para curarte pero a la vez te deshace ante tus propios ojos.

El 9 de agosto de 2005 fue mi primera sesión de quimioterapia. Llegué de lo más positiva al hospital, preparada para comenzar el tratamiento que me terminaría de curar. Ese día me acompañaron Adilsa y Fonsi. Esa mañana no comí nada pensando que, si lo hacía, quizás me darían más ganas de vomitar. Ya sabía que las náuseas eran uno de los efectos secundarios de este tratamiento tan feroz. Sin embargo, cuando me vi con la doctora previo a la sesión, me explicó que en realidad era mejor que comiese algo antes porque era probable que después no me dieran ganas de comer nada. De esta manera evitaría estar con el estómago vacío el día entero.

Así que fueron a un restaurante cercano de comida rápida y me trajeron algo ligero para almorzar antes de mi sesión. No sé si fue el hecho de comer pollo o si simplemente fue una cuestión psicológica, pero desde ese día nunca más pude comer ese plato específico de ese restaurante. No lo soporto. Sea en mi cabeza o en mi estomago, la mezcla de ese pollo con la quimioterapia que le siguió me causó un rechazo absoluto.

LA VERDAD ES QUE NO dimensionaba la etapa que estaba comenzando ese día. Nunca supe bien, hasta ese momento, lo que era una quimioterapia. No sabía a lo que en realidad estaba por enfrentarme ni comprendía esa sensación casi indescriptible de todo ese proceso.

Lo primero que me hicieron al sentarme en la silla de la sala de quimioterapia fue desinfectarme la zona del portal con alcohol. Luego me pusieron un spray que se sentía frío contra mi piel y después colocaron la aguja en el portal, lugar por donde pasaría la quimioterapia. Antes de comenzar a darme el tratamiento, me enjuagaron el portal con un líquido salino para limpiarlo, acto que me dejó una sensación de agua salada en la nariz y la boca. No es desagradable, no sabe a nada, simplemente es algo extraño. Me acomodé bien en la silla, que en realidad era casi como un silloncito mullido, cosa que se aprecia porque el tratamiento puede durar unas dos a tres horas, y dejé que la enfermera terminara de preparar todo para comenzar la sesión. Tenía una televisión particular cerca de la silla donde podía ver programas para distraerme durante el tratamiento. Recuerdo que en esa época a la que más me gustaba ver era a Charytín. Su alegría y energía me levantaban muchísimo el ánimo.

Mi quimioterapia consistía en tres bolsas de medicamentos intravenosos y una inyección al día siguiente. Me tocaban seis sesiones, una cada tres semanas, durante un período de dieciocho semanas. El tratamiento de los líquidos se llamaba FEC 100 y consistía en una bolsa de fluorouracilo, otra de epirubicina y la última de ciclo-fosfamida. La inyección del día siguiente se denominaba Neulasta (pegfilgrastim) y se usa para aminorar las posibilidades de infecciones que pueden ser causadas por la quimioterapia.

Yo identificaba a las tres bolsitas así: la medio amarilla, que iba primero; la "colorá", que iba segunda y es la que muchas veces causa la caída del pelo; y la última, que era un líquido más bien trans-parente. A la segunda, la colorada, yo la apodé la sangre de Cristo porque sentía que me curaría todos los males. Era mi manera de ver esos líquidos que causaban efectos secundarios tan desagradables con una luz favorecedora.

Durante el tratamiento de quimioterapia, y como había que pasar un rato largo sentado en ese silloncito, yo hacía lo posible para sentirme en casa. Llevaba mi manta, mi almohadita, algunas pe-lículas, cualquier cosa que me hiciera sentir más cómoda. En esos sitios hace bastante frío con el propósito de evitar la reproducción de bacterias; mi mantita, entonces, era esencial.

Recuerdo que uno de los efectos que sentí al recibir la quimio-terapia fue muchas ganas de ir al baño. Como la bolsa de medica-mento se encontraba colgada de una especie de perchero de metal portátil, podía ir y venir del baño libremente con mi medicamento al arrastre. A medida que iban pasando las horas, sentía cómo mi fortaleza y buen ánimo se aminoraban poco a poco. No era que las perdiera pero es inevitable que esos niveles de energía con los que uno llega bajen al comenzar a sentir algo de malestar. Lo que no sabía durante esa primera sesión es que esa sensación de malestar se agudizaría con cada una de las siguientes rondas hasta llegar a un punto en el que pensar en tener que ir a la siguiente sesión se hacía casi inaguantable.

Otra cosa que recuerdo de esa primera sesión es que de pronto sentí como si me estuviera dando un bochorno y un calor sofocante emanara de mi cuerpo. La cabeza me pesaba, me sentía mareada. Recuerdo sobarme la cabeza porque sentía que algo me molestaba. Me sentía nublada, agobiada. Al salir de ahí el carro me molestaba, la gente me molestaba, me sentía irritable. Hasta peleé con Fonsi porque en el fondo lo que más quería era llegar a mi casa y estar un rato sola. Claro, él me estaba tratando de distraer con el paseo en carro pero yo no aguantaba mi malestar y fui muy grosera con él. En un momento le dije: "Lo que quiero es que te vayas". Él quedó totalmente sorprendido y a lo mejor hasta un poco ofendido porque yo nunca le solía hablar de esa manera. No era mi manera de ser. Y me preguntó: "¿De verdad tú quieres que me vaya?". En ese instante me di cuenta de que sí, pero no era algo personal. Lo que más quería era estar sola y tranquila en mi casa. Ahora, yo sé que él estaba haciendo lo que podía para hacerme sentir bien, pero en ese momento no lo podía ver tan claramente. Lo único que veía era que mi cuerpo estaba cambiando y que me resultaba difícil esconder lo que pensaba y sentía; no tenía filtros. Sin embargo, después de ese momento, intenté controlar esos arranques porque no quería herir a mis seres queridos. Por más que sintiera ganas de decir cosas como ésa y más, decidí tragármelas.

Al día siguiente Fonsi me acompañó a la clínica para que me pusieran la inyección Neulasta —sirve para prevenir infecciones— ya que luego comenzaba su gira de promoción y no iba a poder estar en persona durante los siguientes tratamientos. Por más que ya había pasado por varias agujas, me seguían causando impresión y ahora tendría que enfrentarme a otra al siguiente día de cada sesión de quimioterapia. El método que apliqué desde el principio fue simplemente dar el brazo y taparme la cara para no ver cuándo me la ponían. La verdad es que este pinchazo dolía y me causaba una especie de picazón un poco difícil de explicar. A eso le seguía un dolor muscular que en realidad parecía provenir directamente de los huesos.

Una de las pocas cosas que me resultaba reconfortante después de cada sesión de quimioterapia y de inyección era llegar a mi casa y acurrucarme en el sofá. Había una esquinita en particular, del lado izquierdo, que para mí lo fue todo en ese tiempo. No hubo un día en esos meses en que me quedara todo el día en la cama. Todos los días, por más mal que me sintiera, hacía el esfuerzo por salir de la cama. Quedarse en la cama para mí alimentaba esa sensación de pena que tanto quería evitar.

La mayoría de las mañanas me despertaba, me levantaba de la cama, me daba un bañito, me vestía y bajaba a mi esquinita del sofá. Comía fuera del sofá, me levantaba para hacer cositas alrededor de la casa, hablaba con Fonsi por teléfono, salía a caminar y a hacer algo de ejercicio durante el atardecer, regresaba a darme otro bañito y me volvía a echar en el sofá a ver televisión. Esa esquinita fue un lugar clave y reconfortante para mí durante los siguientes cuatro meses. Es increíble cómo ciertas cosas en las que no pensarías dos veces durante tu vida normal se vuelven tan esenciales durante un momento como ese. Esa esquinita del sofá, mi mantita para las sesiones de quimioterapia, un peluche que me regaló Fonsi —y eso que yo no soy de peluches— y varias cositas más formaron una parte importante de mi recuperación.

Los síntomas que experimenté entre sesiones de quimioterapia incluían una especie de calor por todo el cuerpo y una náusea constante. En el transcurso de todas las sesiones solo vomité una vez, aunque siempre tuve náuseas después de la tercera quimioterapia. Sin embargo, y como prevención, en los días siguientes a la sesión siempre ponía un bote de basura al lado del sofá o la cama por las dudas. La vez que vomité efectivamente estaba en el sofá, pero me dio tiempo de llegar al baño.

La náusea nunca se me fue del todo durante esos meses de quimioterapia y era mucha más aguda en los primeros días que le seguían a cada sesión. Sentía mucho malestar y no me apetecía nada. Pero con los días se me abría el apetito, cosa que fue otra lucha inesperada y constante entre mi familia y yo. De pronto se me dio por comer todo lo que me daba la gana y en grandes cantidades. Mi hermana Adilsa me regañaba al verme servir uno, dos y tres platos de arroz, pero luego iba y me lo preparaba porque a la vez le alegraba verme comer algo. El problema, en realidad, era la cantidad.

Muchos me decían que no era bueno que comiera esa cantidad de porciones de lo que se me antojara. Sin embargo, se me hacía imposible tener que fijarme en lo que comía encima de todo lo demás que estaba viviendo. Me nació una rebeldía por el lado de la comida. Me daba rabia que me dijeran lo que podía o no comer. Ya suficiente tenía con la quimioterapia y sus efectos secundarios. Limitar la comida se me volvió la gota que rebasó el vaso.

La verdad es que no era solo mi familia la que me aconsejaba cuidarme, yo también sentía una necesidad de manejar mi peso pero no sabía cómo lidiar con todo a la vez. La realidad es que al verme en el espejo sin mi propio seno, gorda y luego sin pelo, me di cuenta de que comer mejor me beneficiaría. También sabía que la gente a mi alrededor quería lo mejor para mí pero yo sentía una tonelada de presión que simplemente no aguantaba. Poner una miga más sobre la pila de cosas con las que estaba lidiando era algo con lo que no quería ni podía bregar. Me daban ganas de gritar, llorar y comerme todo. Logré controlar las ganas de gritar y llorar, sí, eso me lo tragué junto con la comida, que se convirtió en una manera de calmar mi rabia y angustia.

Hasta ese año, nunca antes había tenido que lidiar con un problema de peso y nunca había tenido tanta hambre. Mirando hacia atrás, comprendo que mi aumento repentino no solo se debió al tratamiento de fertilidad y a las ganas de comer cantidades de arroz inimaginables durante la quimioterapia sino también a mi edad. Fue como una combinación fatal para mi cuerpo ya que, entrando la década de los treinta años, el metabolismo naturalmente ya no tiene la misma velocidad que antes. Yo siempre fui relativamente delgada y mis rutinas alimenticias y de ejercicios fueron más o menos las mismas a lo largo de los años, pero después de mi enfermedad, esas rutinas ya no me beneficiaban porque si me descuidaba, engordaba. Sé que algunas personas luchan con su peso desde una edad temprana, pero como a mí no me sucedió de esa manera, este aumento de peso repentino y esta onda de tener gente vigilando mis comidas y diciéndome qué podía o no comer me resultaba totalmente nuevo, ajeno e insoportable. Decidí, sin embargo, tomar el toro por las astas. Comencé a trabajar con un entrenador personal para contrarrestar lo que comía con el ejercicio. La semana en que recibía la quimioterapia no podía hacer mucho porque tenía el cuerpo debilitado y no me sentía bien, pero las siguientes dos semanas antes de la próxima sesión me sentía mejor y lograba ejercitarme con más frecuencia.

Hasta el sol de hoy sigo lidiando con el peso porque mi cuerpo nunca volvió a ser lo que era. Sin embargo, ahora se me hace más fácil manejarlo desde un punto de vista más saludable y tranquilo porque ya no sufro el peso de mi enfermedad y ya no siento que es una presión agobiante en mi vida. Me cuesta más trabajo pero lo puedo hacer.

No obstante, lidiar con el peso de mi enfermedad en aquella época se me salía de las manos. Me encontraba gorda, con el seno nuevo más arriba que el otro, con muchos malestares, sintiendo que el tratamiento era algo interminable, intentando enfrentar todo con la mejor actitud posible, queriendo que los que me rodeaban no se sintieran mal ni me agarraran pena y guardándome más de lo que debería haberme guardado dadas las circunstancias. ¡Quizá por eso engordé tanto!

Eso es algo que suelo hacer: guardarme las cosas para evitar malos ratos y confrontaciones. En ese momento me lo tragaba todo, todito, todo. Me gusta cuidar a los que me rodean pero esas ganas de no hacer sentir mal a nadie hace que me guarde muchas cosas, demasiadas. Además, a la hora de la verdad, todo queda dando vueltas internamente y de alguna manera debe salir. Ahora he aprendido que no es sano pero cuesta mucho trabajo cambiar un hábito de tantos años.

A pesar de todo lo que me guardaba y de todo ese control que intentaba ejercer durante una enfermedad que realmente estaba fuera de mis manos y en las manos de Dios, tuve la fortuna de vivir también momentos muy lindos. La mayoría de la gente deseaba hacerme sentir bien. Recibí muchos regalitos —desde cartas a libros— y todavía los tengo guardados en una caja especial. Para mí, esa caja esta llena de mucho amor, mucha comprensión, muchos mimos. Mis seres queridos intentaban distraerme para que los días en los que me sentía bien malita no fueran tan duros.

La intención era tratar de mantener una vida lo más normal posible bajo las circunstancias. Salíamos a pasear, me visitaban amigas, íbamos al cine, cualquier cosa como para sentir que no todo se me había ido de las manos. Muchos de esos días los pasé con mi hermana Adilsa porque había momentos en los que Fonsi tenía que viajar por trabajo. Adilsa estuvo conmigo durante toda esa etapa de tratamiento y recuperación. No tengo manera de expresarle mi gratitud lo suficiente o con qué pagarle todo el amor que me dio; por eso y muchas cosas más le estaré eternamente agradecida.

Hacíamos cosas de todos los días como ir al supermercado; así me anclaba a un presente más normal. Era muy gracioso y divertido porque a veces me subía como los niños al carrito del supermercado y mientras ella me llevaba yo iba agarrando cosas. Bromeábamos y nos divertíamos, cosa que me hacía mucho bien. En ese supermercado no me reconocían así que sentía la libertad de relajarme y pasarla bien con boberías sin tener que estar pendiente de nada. Cuando ya no tuve pelo, en general iba sin peluca, cosa que hacía a menudo porque no me sentía bien usándola. Y nuevamente, el tema más importante para mí era poder llevar una vida relativamente normal. Ese cable a tierra era esencial en ese momento de mi vida.

En ese mismo supermercado, recuerdo que una vez, ya calva, estaba en el pasillo de las vitaminas y se me acercó una señora para decirme que tenía una cabeza muy bonita. Quizá esa señora ni se dio cuenta pero ese comentario me dio una seguridad tremenda. Ver cómo alguien me podía ver desde otra perspectiva y que, en vez de tenerme lástima, dijera que me veía bonita era algo muy alentador. Por eso siempre digo que la gente —mi gente, mis fans— no saben, no tienen idea de la fortaleza que me brindaron y que me siguen brindando a lo largo de mi vida, en las buenas y en las malas.

Al principio del tratamiento yo intentaba tomarme todo de la manera más ligera posible. Relajaba mucho con la posibilidad de quedarme sin pelo. Decía en broma: "Wow, qué chévere, no voy a tener pelo, no voy a tener que depilarme, no voy a tener que gastar en eso, se me va a caer el pelo de aquí, se me va a caer el pelo de ahí, ¡buenísimo!". Pero claro, la realidad es que, además de que se me caería el pelo de todas las zonas que uno se depila, se me iba a caer el pelo de la cabeza, de las cejas, de las pestañas… Y aunque yo decía estar contenta con que se me cayeran los pelos indeseables, los que sí deseaba también comenzaron a caerse un buen día.

Nadie está preparado para que se le caiga el pelo y menos de una manera tan repentina. El día que me peiné y vi esa cantidad de pelo en el cepillo fue muy impactante. Recuerdo que estaba sola porque Fonsi justo había salido y mi hermana Adilsa estaba en la casa de su hija. Al ver esa cantidad de pelo me di cuenta de lo que estaba ocurriendo y rompí en llanto. Dejé que se me escurrieran unos buenos lagrimones, me recompuse y me pregunté: "¿Por qué estás llorando si ya sabías que esto iba a ocurrir?". Sí, ya lo sabía, pero saberlo no significa nada hasta que no pasa. La realidad es que no estaba tan preparada como creía.

De pronto me acordé que al día siguiente Fonsi tenía un viaje de trabajo. Pensé en esperar un poquito para ver cómo seguía la caída pero no quería que él se fuera, me viera con mi pelo y luego volviera para recibir el shock de verme calva. Quería que pasáramos el proceso juntos para aminorar el impacto. Así que agarré el teléfono, llamé a Adilsa y le pregunté si me podía traer una máquina de afeitar. Cuando mi novio regresó a la casa, le expliqué lo que me había pasado y le dije que mi hermana estaba en camino con una máquina de afeitar. Había llegado el día de cortarme el pelo.

Nos metimos al baño los tres: yo me senté en la bañadera, Fonsi agarró una tijera para tomar el rol de peluquero y Adilsa tomó una cámara y comenzó a filmar. No sabíamos bien por dónde comenzar. ¿Sería mejor cortar el pelo con tijera y luego maquinita, o directamente con maquinita? Mi pelo me llegaba hasta los hombros. Sería la última vez en unos años en que me vería con mi cabello así de largo. Fonsi comenzó con la tijera pero eso me daba una impresión tremenda. La quimioterapia me había dejado el cuero cabelludo muy sensible —en especial la coronilla de la cabeza—, entonces cada jaladita de pelo me resultaba algo dolorosa. Me impresionaba, además, el ruido de la tijera cortando el pelo. Con cada tijerazo yo me estremecía y cerraba los ojos para aguantar ese dolorcito extraño. Llegó un punto en el que le pedí que usara la máquina pero, teniendo el pelo largo, tardaba demasiado, así que volvimos a la tijera.

Cuando por fin terminó de cortarme el pelo, agarró la máquina y comenzó a afeitarme hasta que me quedó tan cortito que me comenzaron a decir G.I. Jane, por la película que protagonizó Demi Moore.

En un momento dado, bromeando, mi hermana me preguntó: "¿Y cómo es que te llamas tú ahora?".

Y con sinceridad absoluta le respondí: "Ay, yo ya no sé cómo me llamo".

Luego seguimos en chiste con lo de G.I. Jane —¡ya quisiera yo parecerme a Demi Moore!— pero la verdad es que estaba pasando por tantos cambios que por momentos sentía que vivía en el cuerpo de otra persona.

Con ese primer corte no me quedé completamente calva sino más bien con una o dos pulgadas de pelito. Igual era un cambio drástico pero todavía faltaba más. Esa noche salimos a cenar. Me puse una falda, unas botitas y una camisa que tenía la espalda abierta pero que al frente cubría más, como para disimular el seno que todavía se encontraba más arriba que el otro. Me maquillé, me arreglé lo poco que me quedó de pelito cortito y la verdad es que me sentía hasta guapa. Por primera vez en mucho tiempo me sentí linda otra vez.

Para adaptarme a este nuevo corte y a la sensibilidad de mi cuero cabelludo, decidí cambiar de shampoo. Me compré un shampoo para bebés, con aroma a lavandas, como para crear un estado de relajación, y me comencé a lavar el pelito con eso. Sin embargo, a medida que fueron pasando los días, me di cuenta de que el pelo se me seguía cayendo. La única diferencia ahora era que eran pelitos más cortos pero ahí estaban: en mi almohada, en mi toalla, en mi mano. De pronto caí en cuenta de que me estaba quedando sin pelo de verdad. Esto no era un simple cambio de look drástico sino una colisión de emociones.

Un buen día, secándome con una toalla después de bañarme, noté aun más pelitos. Me acaricié la cabeza, vi cómo los pelitos se me quedaron pegados a la mano y decidí tomar acción. Ese día estaba sola pero no quise esperar a que nadie me ayudara. Busqué la máquina de afeitar, la enchufé ahí mismo en el baño y me corté el pelo aun más a ras del cuero cabelludo. Ese momento no fue tan imponente como el primer corte porque la diferencia casi ni se notaba. Todavía quedaba otro cambio de look por vivir que me volvería a impresionar casi tanto como aquel primer corte.

En medio de mi tratamiento se iba a casar una prima de Fonsi y estábamos invitados a la boda. Como pensábamos ir, me mandé a hacer una peluca de antemano, sabiendo que para cuando llegara la fecha sería muy probable que ya estuviera calva. Dicho y hecho. El peluquero que me hizo la peluca fue uno que les ponían las extensiones a muchas mujeres que salían en programas de televisión. Me dijeron que su trabajo con pelo natural quedaba muy bien. Cuando me llamó para avisarme que la peluca estaba lista fui a su salón acompañada por Adilsa.

Al llegar, me senté en su silla y me entregué. Primero me afeitó toda la cabeza con una navaja para quitarme cualquier pelusa de pelo que me quedara. Como nunca antes me había afeitado con una navaja, me dio un poco de impresión, más aún teniendo el cuero cabelludo sensible. Era una sensación extraña. Luego de afeitarme la cabeza enterita, que es muy parecido a cuando le afeitan la cara a un hombre, me enjuagó la cabeza con agua y volví a la silla para la segunda parte de la cita: la peluca.

Como esta peluca me la había mandado a hacer —hasta me tomaron las medidas de la cabeza—, no se parecía a las otras que me había probado anteriormente (aunque nunca las usé), que simplemente te las pones y listo. No, esta era un poco más permanente. Primero me la colocó y la comenzó a posicionar para alinearla con la línea donde naturalmente me nace el pelo. Una vez alineada y aprobada, pasó a ¡pegármela a la cabeza! Yo lo miraba con una sonrisa congelada mientras me iba adhiriendo esa mata de pelo. ¡Nunca había visto tanto pelo junto! No lograba reconocer a la que veía reflejada en el espejo. ¿Esa era yo? Sentía que tenía como tres cabezas más que la mía. Adilsa y yo intercambiamos miradas porque ambas sentimos lo mismo pero no dijimos nada. No queríamos ofender al peluquero porque el trabajo en sí era bueno, simplemente no me reconocía de esa manera. Una vez bien sujetada a mi cuerito cabelludo sensible, pasó a explicarme cómo mantener el pelo sano y brilloso para que no se viera mal. Me contó, por ejemplo, que me lo podía lavar pero que nunca debía acostarme con el pelo mojado. Parece que la almohada es el peor enemigo de una peluca mojada. Finalmente llegamos al paso final: el corte de pelo.

Comenzó a rebajarme un poco el pelo y a cortarlo más a mi medida. La cosa mejoró un poco porque ya esa cantidad abismal de pelo se había reducido. Igual me sentía extrañísima pero trataba de calmarme pensando que quizá era cuestión de acostumbrarme. La verdad es que no había caso. Cuando alguien me peina o maquilla de una manera que no es a mi gusto, usualmente disimulo porque no me gusta hacer sentir mal a la persona, y aquí hice lo mismo. No era que el trabajo hubiera estado mal, es que yo no me sentía bien viéndome así. Sentía que esa no era yo, que me veía horrible; me la quería quitar en ese instante pero seguí disimulando hasta salir de ahí. Fue raro porque pasé de un extremo a otro. Fue un shock tener que cortarme todo el pelo aquella primera vez pero ahora el shock era tener de pronto tanto pelo.

La idea inicial era mantenerme la peluca puesta hasta el día siguiente que llegaba Fonsi de viaje, para darle una sorpresita. Pero camino a casa me empecé a desesperar. Me sentía incómoda, me picaba la cabeza, tenía un calor terrible. De a poquito empecé a meter mi dedito por un costadito de la peluca y le empecé a dar de a poquito. Me dolía porque tenía la piel sensible por la quimioterapia, porque estaba recién afeitada y porque la peluca estaba *pegada* a mi cuero cabelludo, así que despegármela no fue tarea fácil. Pero yo seguí dándole de un lado y luego me concentré en el otro lado y para cuando llegamos a casa, la peluca estaba en mis manos y mi cabecita estaba respirando libremente.

Al final recibí a Fonsi con mi coquito pelado y luego me puse la peluca para mostrársela. Sentía que si le daba la bienvenida con esa mata de pelo se iba a asustar. Al final la peluca sirvió su propósito principal: la usé solo y exclusivamente para la boda de la prima de Fonsi. Nuestro peluquero, Junior Meléndez, me la peinó y me la dejó lista en la habitación. Me la llevé conmigo con mucho cuidado y, justo antes de llegar a la boda, me la acomodé ahí mismo en el carro. Pasé la boda y la fiesta con peluca. Esa fue la primera y última vez que la usé.

Quizá alguien que está acostumbrada a usar pelucas le ve el lado divertido a esta etapa del cáncer pero yo preferí salir calva que con una peluca sofocante, a menos que fuera el regalo que me hizo Olga Tañón.

Según tengo entendido, Olga siempre ha sido de hacerse sus propios gorros y vestuarios y extensiones; le encanta ocuparse de esa parte de su carrera. Con esa creatividad, un día me hizo un regalo que realmente me resultó muy útil. Se le ocurrió comprar una gorra y coserle extensiones de pelo natural. De esa manera yo podía ponerme la gorra para salir y, sin sufrir el calor atroz de la peluca, aparentaba que tenía pelo. Además, me lo podía peinar de diferentes maneras, me lo podía dejar suelto, me lo podía amarrar, le podía hacer una trenza. Me sentía mucho más cómoda con esta opción y se la agradezco inmensamente.

Otro gesto que me llegó al corazón fue algo que hizo Gabriela, la hija de Olga. Al ver los anuncios del hospital Saint Jude, y sabiendo que yo padecía de la misma enfermedad, se cortó su pelo largo, lo amarró, lo colocó en una tarjeta y me lo regaló. Fue uno de esos momentos que me fortalecieron y que por siempre agradeceré y recordaré.

Junior, preocupado y lleno de amor, también me envió unas pelucas —estas de Nueva York, un poco más económicas que la que me mandé a hacer. Algunas de esas pelucas se veían incluso más bonitas que la original. Pero estas también me causaban demasiado calor y picazón. Quizá la misma quimioterapia era lo que me causaba esa sensación de calor agobiante, lo cierto es que no soportaba nada de eso. Mientras más "coco pelá", mejor. Disfrutaba sentarme y pasarme la mano por la cabeza. Era un gesto que me relajaba y me hacía bien.

Bueno, la caída de pelo no solo involucra la cabeza. Con el tiempo también empezaron a hacerse escasas mis pestañas y mis cejas. Y con eso, la frescura que sentí inicialmente con el cambio de peinado había cruzado ahora a un lugar desconocido. Ya no me sentía bonita. Verme en el espejo me costaba cada vez más porque no reconocía el reflejo. Encima, la falta de pestañas me causaba una picazón e irritación insoportable en los ojos. Antes ni había pensado en la función de las pestañas. Para mí simplemente estaban ahí y si quería me las podía pintar para realzar mis ojos o me las podía dejar natural y listo. Cuando me empezaron a faltar y me entró esa picazón de ojos, rápidamente comprendí su rol e importancia para el cuerpo humano; las extrañé bastante.

Con cada uno de esos golpecitos de realidad intentaba enfocarme en el hecho de que todo era simplemente parte del proceso que debía pasar para llegar a estar nuevamente saludable, pero la verdad es que había momentos en que me inundaban olas de angustia silenciosa. Es difícil comprender que un tratamiento para curarte un mal te puede llevar a tal punto de deterioro irreconocible. Esas olas de angustia yo me las guardaba para no preocupar a los demás pero hoy día me doy cuenta de que es válido y necesario dejarse sentir y dejar salir algunas cosas. El proceso entero hubiese sido un poco más fácil para mí si me hubiese permitido expresar todas esas angustias y miedos repentinos en vez de guardármelos completitos.

Tuve momentos a solas en los que podía relajarme y llorar tranquila, pero a veces tampoco lo hacía en esos tiempos porque pensaba que si no reconocía esa angustia, no existía. Sentía que, al negarla, quizá desaparecería. Supongo que era mi forma de defenderme de todo lo que me estaba ocurriendo. Ahora veo que hubiese sido más fácil y sano reconocer mis sentimientos y expresarlos en el momento, así hubiera evitado que mi proceso de recuperación interno fuera tanto más largo y difícil.

Físicamente todo se va recomponiendo pero si no exteriorizas la secuela emocional, si no la reconoces y la tratas, puede quedar dando vueltas por años y hacerte más daño de lo que te imaginas. A mí me costó mucho tiempo recuperarme emocionalmente de mi enfermedad y me llevó sufrir otros golpes aún más duros para aprender a dejar salir todo lo que había vivido emocionalmente antes y durante aquel presente inesperado esto ocurrió cuando pasé el golpe más duro de mi vida, que no fue el cáncer.

Pero en ese momento pensaba que podía hacerlo todo yo sola, que no necesitaba ayuda de nadie para lidiar con esta enfermedad, que lo que estaba viviendo yo lo podía manejar por mi cuenta. Después de cuatro años, y luego de tocar fondo y llegar a mi punto límite, finalmente me animé a hacer terapia. No podía más. Pero esa es una historia en la que entraré un poco más adelante.

Hacia el final de la quimioterapia salí un día sin peluca y con chanclas a comer con mi familia en un restaurante; queríamos celebrar que por fin se acababa esta etapa de la enfermedad. Seguramente alguien avisó que estaba allí y, al salir del restaurante, me encontré con cámaras de video y de fotografía. Mis sobrinas por poco les pegan a los fotógrafos. Yo no sabía bien qué hacer: tenía una sudadera con capucha y me la subí al instante pero, aunque me cubría la cabeza, era obvio que no tenía pelo. Venía del aeropuerto —había ido a recoger a mi familia— y era uno de esos días en los que no me sentía tan bien. Pensar que esa sería la primera foto que saldría de mí después de la quimioterapia me angustió bastante. Yo no quería que me vieran débil. Yo quería que me vieran bien. Sí, lo que me ocurrió fue duro, pero no quería que se viera tan trágico. Siempre hay alguien al lado de uno pasando por algo un peorcito. Sea una enfermedad más dura o el sufrimiento de perder aun hijo, todo el mundo pasa por problemas y todos tendemos a creer, en el momento, que los nuestros son los únicos. Pero no lo son. Y en mi caso, recibir lástima de los demás era lo que más quería evitar. Escuchar un: "Ay, pobrecita", me daba rabia. No quería que me tirasen para atrás sino que me empujaran hacia delante. Déjenme aprender de mi circunstancia y de lo que me tocó vivir, pero por favor no me tengan pena. ¿Pobrecita por qué? Una cosa es la compasión y afinidad con el sentimiento de dolor que estoy atravesando y otra cosa es que me tengan lástima. Lo único que lograba ese lamento era quitarme la fuerza que más necesitaba para salir adelante. Préstame tu hombro para seguir caminando, sin pena. La comprensión es bienvenida pero también lo es el empuje para quitarse el "pobrecita yo" de encima y seguir adelante.

Ya para las últimas sesiones de quimioterapia no podía más. No quería más. Como bien dije, los efectos secundarios cada vez eran peores y pensar en volver a someterme a otro tratamiento más para vivir secuelas aun más fuertes me debilitaba el corazón y la fortaleza. Hubo momentos en que ya no sabía si valía la pena seguir luchando o no. Estaba haciendo un esfuerzo tan grande para salir adelante y no demostrarle a nadie lo mal que me sentía que ya no veía la hora de que se acabara esa etapa. Deseaba recuperar mi vida pero la reserva de energía ya la tenía muy bajita.

Terminé la quimioterapia el 22 de noviembre de 2005. Esa última sesión fue un alivio porque, si me tocaba seguirla más tiempo, no lo hubiera logrado. Ya había llegado a mi límite de tolerancia. Lo único que quería era pasar a otra cosa, escuchar que todo había salido bien, que no necesitaría pasar por otra ronda de quimioterapia y así, por fin, poder olvidar el sufrimiento silencioso que acababa de vivir.

Al finalizar esa última sesión, los del hospital me entregaron un certificado como si me estuviera graduando y me dieron un biscocho para conmemorar la ocasión. Yo estaba débil pero feliz de poder cerrar finalmente esa etapa. Cuando llegamos a casa me habían preparado una fiesta sorpresa con mi gente más querida y hasta llegaron mariachis a cantarme. Fue un momento hermoso y lo disfruté inmensamente. Sin embargo, en el fondo lo que más deseaba era acurrucarme en esa esquinita del sofá de la cual me había apropiado esos meses anteriores.

Tenía una mezcla de emociones: estaba feliz de estar rodeada de la gente que más quiero y de estar recibiendo tanto amor y alegría, pero a la vez no me sentía nada bien: había una parte de mí que simplemente quería descansar y no atender a nadie ni tener que poner cara de que estaba todo bien cuando lo que sentía era que me había pasado una aplanadora por encima. A su vez, reconozco que tenerlos ahí fue algo muy positivo; ese constante apoyo que tuve durante mi enfermedad, ese amor, esa energía, todo me ayudó a no victimizarme y me regaló fortaleza. Imagino que es algo que todos los que me acompañaron durante ese momento tenían como misión: no dejar que me cayera del todo. Me dieron la fuerza para seguir caminando hacia adelante sin importar con qué obstáculo me encontrara en el camino. Me empujaron hacia un lugar mejor y me abrieron los ojos para que me diera cuenta de que lo que me estaba pasando no era lo más importante del mundo: era duro pero iba a pasar.

Al día siguiente de aquella última quimioterapia fue el Día de Acción de Gracias, una fecha muy oportuna ya que tenía infinitas razones para darle gracias a Dios. Fue una reunión familiar muy especial pero nuevamente tenía emociones encontradas. Me encantaba estar allí con ellos pero a la vez sentía que todo el agobio que no había expresado en esos meses anteriores me estaba cayendo encima como ladrillos. Ese día también nos acercamos a la casa de la abuela de Fonsi, quien me había regalado una falda y una camisa hermosas. Enseguida me puse la ropita nueva para que me la viera y pasamos un lindo rato juntos. Al ratito, sin embargo, busqué una esquinita en el sofá de su casa para recostarme un rato. No daba más. Encima, después de unos ciclos irregulares debidos a la quimioterapia, justo me había llegado el período a todo dar. Entre ese dolor y el malestar que sentía por la última sesión de quimioterapia, en el fondo lo que más necesitaba era llegar a mi casa a terminar de pasar ese mal rato tranquila. Deseaba acurrucarme en mi esquinita de mi sofá, cerrar los ojos y dejar que pasara aquel último malestar para ya nuevamente reclamar mi vida.

Con el pasar de los días me fui recuperando. Esa Navidad me sentí mucho mejor y, aparte de saber que podría por fin disfrutar una época festiva sin sentirme nauseabunda, también tenía una ilusión enorme: mi sobrina Adilmarie estaba por dar a luz. Esa nueva vida inminente me llenó de fortaleza y alegría. Pasamos la despedida del año en mi casa con mis padres, mis hermanos, mis cuñados, sus hijos. Fue una fiesta familiar inolvidable en la que no solo celebramos el final de ese año repleto de retos sino también el final de mi quimioterapia. Al día siguiente mi sobrina amaneció de parto. ¡Año nuevo, vida nueva!

Azul nació el 1 de enero de 2006 y desde que llegó al mundo yo la sentí como a una hija propia. Esa niña me dio una razón más para seguir luchando por vivir. Fue una esperanza, una luz, un sol que me iluminó la oscuridad de la que acababa de salir. Nos fuimos todos al hospital a esperar a la muñequita que estaba a punto de nacer. Todos discutíamos sobre qué nombre ponerle, aunque mi sobrina ya tenía clarísimo que le iba a poner Azul. Pero nosotros dale que dale con nuestras opiniones ¡como si nosotros tuviéramos el derecho de ponerle el nombre a su hija! Estábamos felices por ese regalo tan preciado que es una nueva vida. Nos adueñamos de la sala de espera de ese hospital como si fuera nuestra casa, bromeando en voz alta y jugando juegos de mesa para pasar el tiempo.

Cuando finalmente nació Azul, celebré casi como si hubiese sido yo la que había dado a luz en ese instante. Cuando dieron de alta a Adilmarie y a la bebita, primero paramos en mi casa y ahí fue que me llegó otra sorpresa divina: ella y su esposo nos preguntaron si queríamos ser los padrinos de la niña. Aquello me llenó aún más de ilusión y fortaleza porque ahora yo también tenía que velar por esa niña. Me dio un propósito para seguir peleando y ganando.

Las fiestas llegaron a su fin y al poco tiempo Fonsi y yo partimos a esquiar, cosa que también me tenía ilusionada. Era una distracción súper bienvenida. Me fui a comprar ropita para el viaje y luego la modelé toda en casa. Incluso hice una sesión de fotos con todas las posibles opciones. Estaba muy contenta de haber superado ya lo que yo pensé sería lo peor. Además, estaba ilusionadísima porque me comenzaron a crecer tres pelos por aquí y dos por allá; volví a tener algunas pestañas, sentía que estaba volviendo a ser yo. Me tocaba la cabeza y me arreglaba como si ya tuviera muchísimo pelo. En realidad eran cuatro greñas locas pero para mí lo eran todo.

Regresar de ese viaje divino, en el que sentí que me volví a reconectar conmigo misma y con mi familia y amigos, fue volver a la realidad. Estaba mejor, sí, pero todavía faltaba terminar de reconstruir mi seno y de sufrir otro tumbo junto con una nueva alegría.

Cuando finalmente me comenzó a crecer el pelo, no me lo volví a cortar hasta el día de mi boda: desde la última sesión de quimioterapia, tardó como un mes en volver a aparecer. Poco a poco empecé a ver un pelito ralito que se asomaba tímidamente en mi cabeza. Como lo que hace la quimioterapia es debilitar la raíz del pelo (por eso se cae), al salir de nuevo tarda en reestablecer la fuerza de antes. Por eso es que al principio tarda en aparecer. Ese mes parece eterno pero la emoción de ver aunque sea unos pelitos que luchan por quedarse pegados a tu cabeza no tiene nombre. A medida que el cuerpo regresa a la normalidad y vuelve a nutrirse, la raíz se fortalece y el pelo crece con más empuje. Mi entusiasmo de verme con pelito de nuevo era tal por eso que no me lo corté más hasta una semana antes de mi boda. Hasta ese momento dejé que creciera como se le daba la gana; si por mí hubiese sido, me lo hubiera jalado para que creciera aún más rápido. Pero todo lleva su tiempo. Hay una portada de *People en español* que capta ese momento de mi pelo, antes de mi boda, cuando estaba recién crecidito pero todavía sin cortar.

Ya cuando se acercó la fecha de matrimonio, Junior sugirió que me dejara cortar un poquito. Claro, al crecer, algunos pelos eran más largos que otros. La idea, sin embargo, no me hacía nada de gracia y le pregunté por qué me los quería cortar. Con cariño y paciencia me explicó que se vería mejor porque el pelo así se encontraba demasiado desarreglado. Me aseguró que no me iba a dejar calva, que simplemente me iba a dar un poquito de forma. Tenía razón.

Mi pelo, al final, volvió más o menos igual a como era antes. Hay mujeres que, por ejemplo, tenían el pelo lacio y después de la quimioterapia les crece ondulado. ¡Yo en el fondo deseaba que esa fuese mi experiencia! Cuando yo era niña, mi mamá siempre me hacía los rulitos a la noche para que me quedara onduladito y bonito al día siguiente para ir a la escuela. Eso me encantaba. Luego volví a sentir lo que es tener rulitos durante una visita a Orlando, ya de adulta.

Después de que pasara el huracán Wilma por Miami, nos fuimos todos a la casa de los papás de Fonsi en Orlando porque en Miami nos habíamos quedado sin luz, sin gasolina, sin nada, y allá había agua, luz, teléfono, comida y gasolina. También había una fiesta de disfraces de Halloween en la casa de un amigo de mi novio, miembro del grupo N'Sync. Fuimos las tres parejas —Fonsi y yo, y su hermano y hermana con sus respectivos novios— disfrazadas de *Wilma Survivors* (sobrevivientes del huracán Wilma). Las muchachas nos pusimos unas falditas cortas de mahón y unas botas de lluvia negras. Yo me puse una peluca afro y le metí hojas, como si un árbol se me hubiese quedado enredado en la peluca. Todos teníamos unas camisas rotas, pintadas para que se vieran sucias y con sangre, que tenían la frase *Wilma Survivors*. La pasamos súper. Pero, para mí, lo más chulo de todo fue ese bendito afro. Me gustó tanto cómo se veía que, entre los rulitos que me hacía Mami de niña y esa peluca, deseaba que mi pelo nuevo creciera ondulado.

Pero no fue así. Me creció igualito que cuando yo era nena. Lacio, castaño y sin un ricito ni una ondita. Recuerdo que durante ese primer año todo el mundo ponderaba cómo me quedaba el pelo corto pero yo sentía que, hasta no tenerlo más largo, no me iba a sentir del todo bien. Nunca lo había tenido así de corto; no sabía bien cómo peinarlo. Estaba acostumbrada a hacerme trenzas y a recogérmelo o a hacerle algún estilo, pero no hay mucha versatilidad cuando está así de corto. También lo que me pasaba era que yo siempre asocié el pelo con la feminidad de la mujer. Debido a la forma como me criaron y a lo que aprendí de niña —que tengo claro es totalmente personal—, el pelo largo te brinda una cierta delicadeza y feminidad, y es parte del juego de seducción de la mujer. Con el pelo corto me sentía menos atractiva.

Cuando me ofrecieron mi primer trabajo después de mi cáncer —en la novela *Bajo las riendas del amor*, a principios de 2007—, lo que más temía era que me pidieran que me cortara el pelo para el personaje. En ese momento ya lo tenía de un largo con el que me sentía bien y cómoda. Recuerdo que repetí casi como un mantra: "Que no me corten el pelo, que no me corten el pelo, que no me corten el pelo". En una novela ya me había pasado que hacía de muchachita rebelde y en una escena, mientras dormía, a la mamá de mi personaje le daba coraje y me mochaba el pelo. Y fue de verdad: me tuve que cortar el pelo cortito para ese personaje y me resultó traumático. Pero esta vez, afortunadamente, no fue el caso y pude mantener mi pelo como estaba.

Dentro de los miles de consejos que recibí durante todo este proceso, me comentaron que una herramienta útil para lidiar con la etapa de la quimioterapia era volcar mis pensamientos en un diario. Y así lo hice. La noche después de mi primera ronda de quimioterapia comencé lo que sería un diario que mantuve durante todo el tratamiento. Me ayudó, fue bueno, pero sí tengo claro que no expresé todo lo que estaba sintiendo en ese momento. Muchas emociones se encuentran escondidas entre esas líneas, son cosas que no me atrevía a decir para que no quedaran plasmadas en esas hojas pero que de alguna manera se asoman. Tenía miedo de que alguien lo encontrara y lo leyera, y no quería ofender a nadie. Hoy día lo leo y veo la rabia y dolor escondidos en ciertas entradas o palabras. Pero definitivamente me sirvió. Aquí comparto algunas entradas y pasajes para dar un vistazo de algunos de los momentos clave de esta experiencia.

9 de agosto 05 (martes)

Hoy fue mi primer día de quimo y ya estaba ansiosa y deseosa de comenzar pero lo bueno de todo es que solo me quedan 5 y eso es maravilloso. Fonsi me acompañó y fue cariñoso y muy atento… él se ha portado tan bien conmigo. Él me hace sentir bien, saludable y feliz así que por ese lado me siento agradecida y tranquila. De mi quimo diré que me sentí rara al principio, como mareada, pero después comí pollo y puré de papas, me distraje viendo CSI y se me pasó. Después de llegar a la casa, me dio dolor de cabeza y malestar, pero nada muy fuerte sino… no sé, nada me hacía feliz, estaba como noña… hasta le dije a Fonsi que ya quería que se fuera cuando lo que quiero es tenerlo a mi lado. Bueno, Adilsa y yo lo llevamos al aeropuerto, compré las medicinas, hicimos compras y me vine a la casa a tirarme en un sofá, que es lo que quiero hacer.

10 de agosto 05 (miércoles)

Anoche fue un difícil comienzo de la quimo porque no me sentí nada bien, los síntomas normales. Lo que experimenté no fue grato, pero tampoco insoportables. Me olvidé de contar que cuando me pusieron la quimo, lloré no sé por qué, pero se me salieron las lágrimas y Fonsi me abrazó y me calmó… es el mejor. Volviendo a hoy, fui a ponerme la inyección de Neulasta y definitivamente no me gusta estar en el carro en estos días porque me mareo y me da nausea, pero no me queda otra. […] Sigo con los calores y los malestares pero me acostumbraré hasta que se me pasen. […] Adilsa ha estado súper pendiente y se ha hecho cargo de mí con mucha disposición. Pero no entró a la inyección… creo que es muy fuerte para ella.

17 de agosto 05 (miércoles)

Otra vez me desvelé y otra vez me levanté con náusea. […] Caminé bastante hoy… como hasta la escuela y regresé, hablé con los vecinos, me la pasé bien. Lo mejor del día es que hoy fijamos fecha para casarnos porque nos contestaron de Paradisus… NOS CASAMOS EL 3 DE JUNIO 06. ESTOY FELIZ.

25 de agosto 05 (jueves)

Fonsi llegó y ya ni pude escribir porque no me daba el tiempo para compartir con él pero cómo me lo disfruté. […] El lunes Fonsi tenía algo de AOL y se fue temprano. Yo fui al correo, le llevé la ropa al laundry a Fonsi y regresé a la casa para arreglarme porque íbamos a jugar Bowling en el Dolphin Mall. Para mi sorpresa, se me empezó a caer el pelo, creía que no me iba a chocar, pero me afectó un poco y llore más de lo que pensé… mucho… pero me repuse y la pasé muy bien en el bowling. […] [El martes] el pelo se me seguía cayendo y me puse un pañuelo. Cuando me levanté el miércoles ya había bastante pelo en la almohada y me dolía mucho el cuero cabelludo en especial el área de la coronilla. Si me movía el pelo de lado a lado, también me dolía pero como iba a cenar con Fonsi no me lo quería quitar [pero] no aguantaba

más así que le pedí a Adilsa que viniera y me trajera una
máquina de afeitar y un tape de mini DV para grabar
mi "recorte". Cuando llegó comimos y nos relajamos
un rato. Fonsi no estaba muy preparado para verme sin
pelo, pero yo ya había tomado la decisión. Nos fuimos al
baño, preparamos todo y mi estilista personal, alias Fonsi,
comenzó su "trabajo". Fue súper gracioso porque él estaba
bien nervioso y no sabíamos si primero usar la tijera o el
equipo de afeitar. En definitiva me cortó el pelo primero
y me dolía un poco el cuero cabelludo mientras lo hacía
pero lo hizo muy bien. Me afeitó hasta que me dejó como
Demi Moore en GI Jane. Me dijo que me veía bien bonita
y que si me atrevía a salir sin la peluca a cenar. Así que
sin miedo alguno, me vestí con una minifalda de mahón,
una camisa, un abrigo, botas y cartera y salí con un guille
impresionante.

31 de agosto 05 (miércoles)
___

[El lunes] Adilsa llegó por la noche para acompañarme
a la segunda quimo. El martes [...] llegamos y como
siempre nos trataron muy bien. [...] Me quedé allí de las
11:30 a.m. hasta las 3:30 p.m. [A la noche] no comí mu-
cho porque ya me estaba sintiendo mal y lo dejé casi todo.
Me acurruqué en el sofá hasta que como a las 10:30 p.m.
me levanté a vomitar. Subí a mi cuarto y pasé una noche
bien mala porque no podía dormir. Vomité e hice caca
varias veces pero después de las 3:00 a.m. pude dormir
mejor.

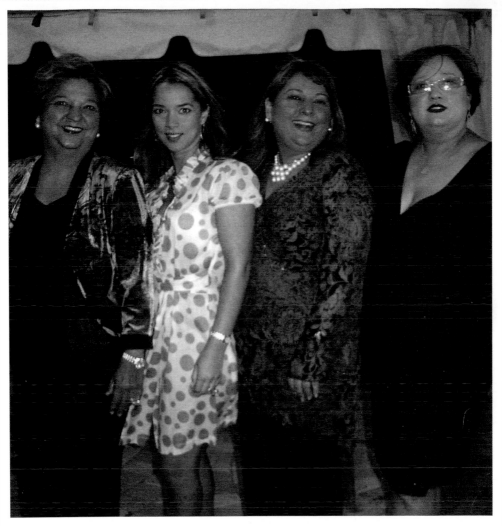

Mami, Adilsa, Adaline y yo en mi pedida de mano

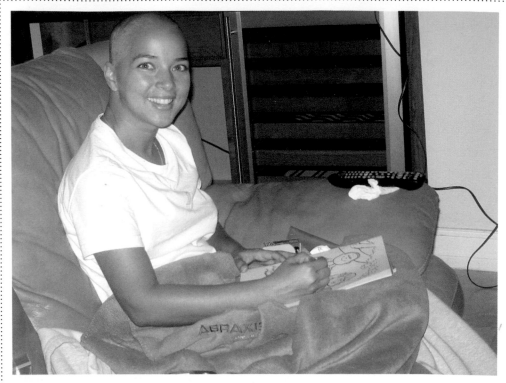

Dibujando en el sofá de mi casa para distraerme después de la quimioterapia

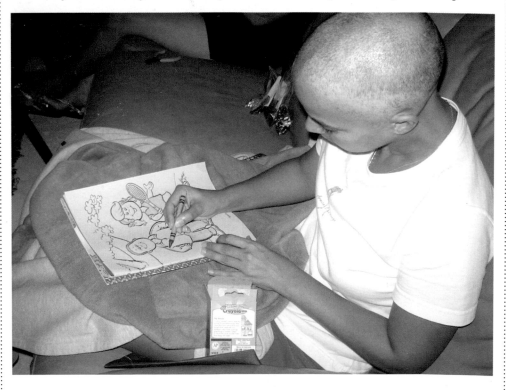

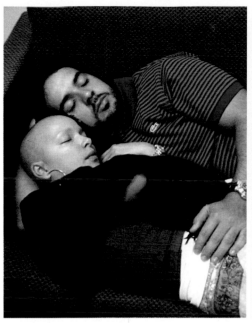

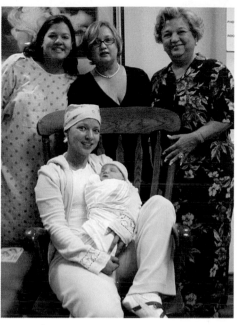

1 de enero de 2006, dormida con Fonsi,
esperando el nacimiento de Azul

Adilmarie, Adilsa, Mami y yo con Azul,
de un día, en brazos

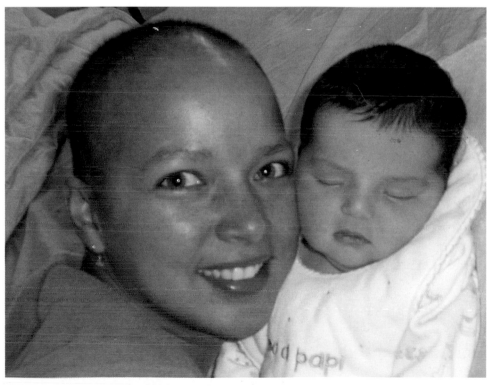

Con Azul, la muñeca de Titi

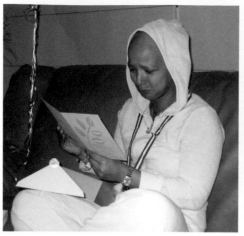

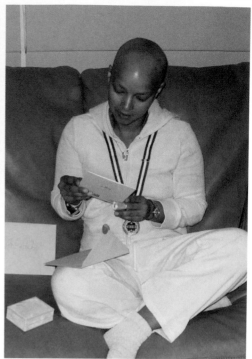

Último día de mi sexta quimioterapia,
muchas emociones; hubo sorpresas,
mariachis y amigos

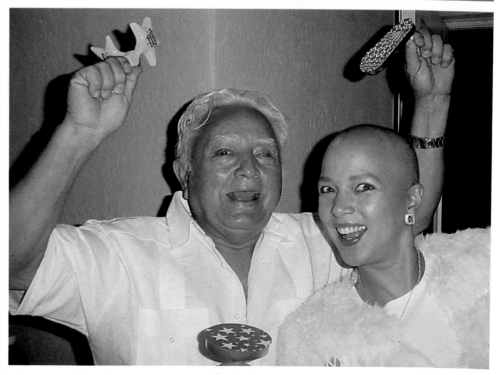

Con Papi celebrando el fin de la quimioterapia y el fin de año,
mientras esperábamos el nacimiento de Azul

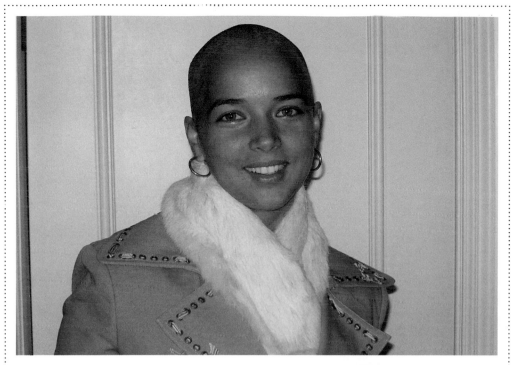

Probándome ropa para ir a esquiar, después de por fin haber terminado la quimioterapia

Así quería que me creciera el pelo después de la quimio, pero esto es solo una peluca

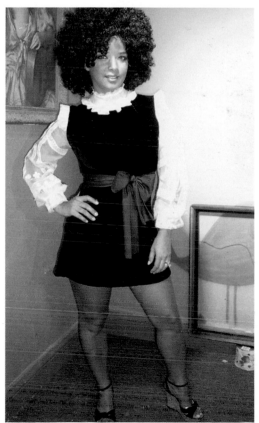

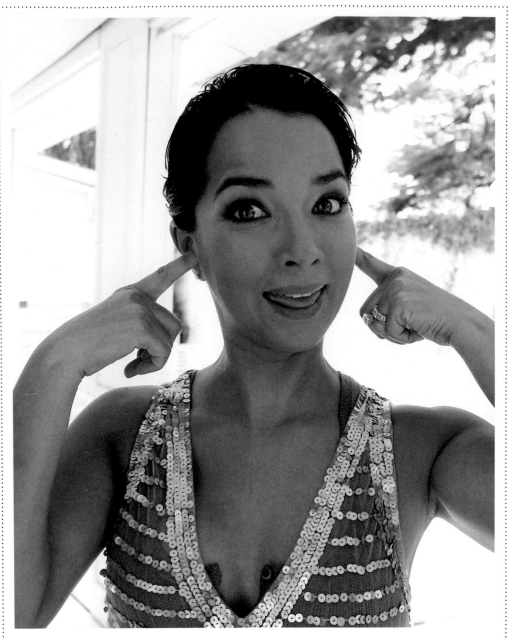

Haciendo monerías en una sesión de fotos para People en Español

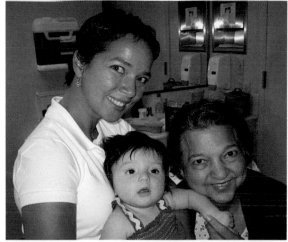

Azul y yo visitando a Mami en el hospital dos días antes de mi boda

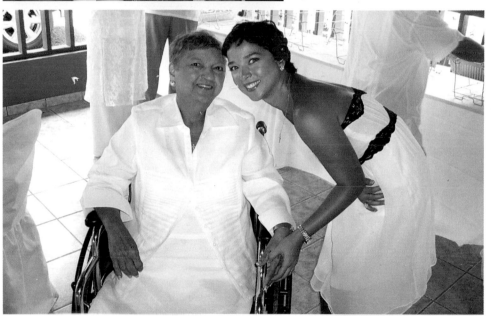

Con Mami en el bautizo de Azul

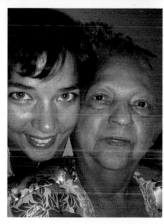

Con Mamita durante su segundo tratamiento

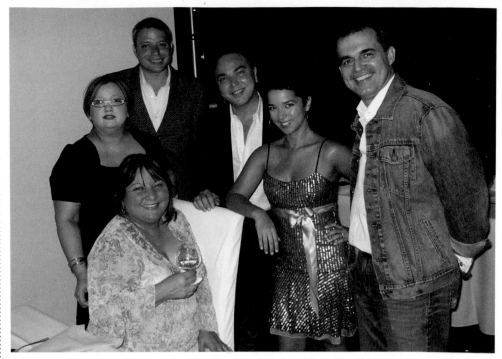

Adilsa, Adaline, Adalberto, Wilmer, David y yo en la celebración pre-boda

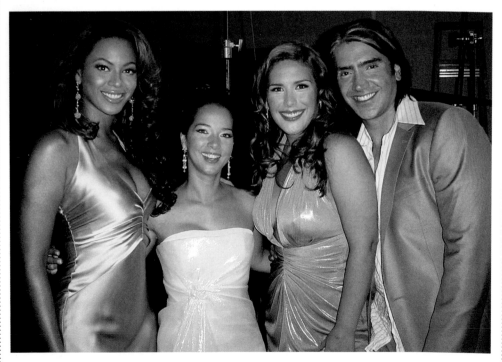

En la sesión de fotos de los 50 más bellos de People en Español *donde me enteré que la biopsia del otro seno había salido negativa*

2 sept 05 (viernes)

Todo me duele: el cuerpo, los huesos, todo. Me sentía deprimida y tenía ganas de llorar esta mañana. No tenía ninguna razón para llorar pero no podía controlarme o quizá son muchas cosas juntas, papá en el hospital, yo sola sin Fonsi con tantos dolores y achaques… En fin, me levanté después de hablar con Adaline por tel. (también mami y Wilmer Luis). Me dieron ánimo y me bañé para sentirme mejor. Adilsa preparó comida […] me cayó bien y nos fuimos a ver trajes de novia.

5 sept 05 (lunes)

Papi está muy bien. Hablé un rato con él y lo encuentro bien, tranquilo. Fue muy lindo porque yo le preguntaba cómo estaba él y él quería hablar de cómo estaba yo y me decía que tenía que seguir positiva, que la mente era bien imp., que pensara que no me dolía nada porque todo era mental. En definitiva me encantó porque eran como las 6:00 a.m. y nos dedicamos un tiempo para hablar sin interrupciones.

22 sept 05 (jueves)

El que Fonsi esté junto a mí hace una diferencia enorme en mi estado de ánimo, sobre todo cuando me dan la quimioterapia. […] El lunes había aviso de tormenta y yo llamé para ver si podía adelantar un día la quimo. Me dijeron que sí y salimos corriendo para allá. Me la di y salí "bien" aunque con mucho malestar. […] El martes llovió

mucho por Rita que se volvió huracán así que disfrutamos
en la casa y planificamos el Honey Moon. [...] El miércoles fui a ponerme la inyección de Neulasta que me dejó
grave. Tenía muchos gases, náusea y dolor en el cuerpo,
parecía viejita. Lloré de nerviosismo el lunes porque yo
pensé que la tercera quimo me iba a dejar bien jodida,
y afortunadamente no estoy tan mal. Anoche (miércoles)
también lloré pero de dolor porque no me podía mover sin que me doliera todo. [...] Me sentía muy frágil
y deprimida.

28 sept 05 (miércoles)

El viernes fui con Adilsa a le Chic Parisien a ver vestidos de novia de Monique Lhullier y conseguí mi traje de
novia... me encantó y no resistí la tentación de comprarlo
así que ya lo tengo. Estoy feliz porque ya lo estoy organi-
zando todo y va bien encarrilado.

14 oct 05 (viernes)

El martes fue mi quimo. Me levanté un poco mal humo-
rada, lloré y todo el día me la pasé como tristona. Le dije a
Fonsi que ya no quiero más quimo pero ya solo me quedan
dos. [...] Me he sentido bien, bastante bien a diferencia
de otros quimo. El 12 (martes) viajé a España con Fonsi y
dentro de las molestias normales de la quimo, la pasé bien
en el vuelo. [...] Estoy tan enamorada de mi novio y la he
pasado tan bien que no me he sentido mal. Las náuseas

y los dolores han pasado a un segundo plano y su amor y lo bien que me trata y que lo pasamos me hace superar cualquier molestia que mi cuerpo siente. Hoy fuimos de compras, lo acompañé al ensayo de la gala de Operación Triunfo, regresamos, nos reímos juntos, cenamos, hablamos… en fin, este será un viaje que jamás olvidaré… Gracias novio, ¡¡¡te amo!!!

5 nov. 05

Mañana me dan mi última quimo y estas pasadas semanas no han sido las mejores. Me he sentido muy cansada, con mucho sueño, MUCHO picor en los ojos. Tengo pocas pestañas lo que hace que los ojos se me pongan muy rojos. He tratado de usar gotas, pero no me ha funcionado mucho. Los ojos me amanecen con mucha lagaña y en ocasiones bien pegados. He tratado de usar gafas para evitar el picor pero nada me ha funcionado. Tengo poca ceja y el pelo se me nota un poquito pero se me sigue cayendo. Casi no he hecho ejercicios porque no me siento con energía para hacer nada. […] el martes fui con mami al Mayo Clinic a mi revisión con Dr. Terkonda, que como siempre fue encantador. Me dijo que no me preocupara que me lo iba a dejar igual que el otro y que me operaría el 17 de enero 2006 si mis lab salían bien.

30 nov. 05

Han sido unos días bien ajetreados. El día 22 nov. 05 fue mi última quimo. Me acompañó Adilsa porque Fonsi supuestamente se iba de viaje. Fui contenta y nerviosa. [...] Al final me cantaron "Happy Happy end of quimo" las enfermeras. Adilsa y yo nos abrazamos y lloramos y yo estaba lista para irme a casa. [...] Llegué a casa, me tiré en el sofá. Adilsa me preg. si quería comer y de repente siento que me acarician la cara y era Fonsi. Me engañó, no se fue. Me dijo que fuéramos al cuarto para una sorpresa. Subimos, me lavé la boca, estaba emocionada porque mi novio estaba conmigo pero a la misma vez estaba atontada... Me dijo que bajáramos y allí estaban nuestras amistades para celebrar el final de esta etapa... la quimo. [...] De repente me dice Fonsi que busque en el laundry para otra sorpresa... Eli estaba ahí escondida, fue increíble mi sorpresa. Nos abrazamos, lloramos, besé y abracé a mi novio que me regaló una cadenita con unas esmeraldas bien bonitas, nos sentamos a disfrutar y de repente entra un mariachi... otra SORPRESA.

9

·····················

Una nueva esperanza
y otro susto

Fijar *la fecha de nuestra boda durante mis sesiones de quimioterapia fue como respirar aire fresco en medio de una ciudad contaminada.* Ver que Fonsi seguía tan emocionado e ilusionado como antes con la idea de casarnos me brindó un gusto, una emoción, una fortaleza enormes. La verdad es que la idea de quizá no casarnos se me había cruzado por la mente. No había ninguna obligación y, dadas las circunstancias de mi enfermedad, muchas cosas podían cambiar. Esos cambios al final sí llegaron, pero unos años más tarde. En ese tiempo, sin embargo, éramos dos enamorados listos para dar ese salto de la mano. Él seguía ahí, estable y, a mí entender, queriendo estar, cosa que me reafirmaba que aceptar su propuesta de matrimonio aquel 30 de diciembre de 2004 fue lo correcto.

Si no lo hubiese visto tan activo y presente durante ese momento difícil de mi vida, a lo mejor yo misma le hubiese sugerido que no nos casáramos, pero en ese tiempo él fue todo lo contrario. Realmente estaba preocupado, activo en todo lo que tenía que ver con mis consultas médicas y las operaciones, y me apoyó de manera incondicional durante todo el proceso. Eso era lo que yo quería sentir del hombre que amaba y no tenía dudas de que me quería casar con él. Imagino que, en su momento, él habrá sentido algo similar.

Durante el proceso de fertilidad en Nueva York aproveché unos días para ir a ver vestidos pero, como todavía no había fecha, fue una búsqueda más bien informal. Una vez que decidimos casarnos el 3 de junio de 2006 comencé a planear todo de verdad. Fue un gran aliento tener esa nueva ilusión con la que me entretuve durante uno de los períodos más difíciles de mi vida. Entre sesiones de quimioterapia, mi hermana me llevaba a ver vestidos para distraerme y enfocar mi energía en algo que me llenara de alegría. Después de probarme y quitarme varios, encontré uno que me favorecía y me hacía lucir bien dentro del peso que tenía y con el seno fuera de lugar. Sin pensarlo demasiado, lo mandé a pedir.

Después me concentré en el pastel. Una amiga de mi hermana, que desde hace mucho es la que se ocupa de hacer los biscochos para los eventos de mi familia, era la que nos iba a hacer el nuestro para la boda. Yo quería algo relativamente sencillo, así que lo que hice fue que compré varios adornos de pelo —tenían forma de lazos y florecitas— y los coloqué encima de cada uno de los pisos del bizcocho. Buscaba que se viera original; quería algo que nadie hubiera tenido antes.

Así, poco a poco, fui planeando mi boda. Durante la quimioterapia no pude hacer demasiado, pero lo más importante es que me sirvió muchísimo para distraerme del malestar, los dolores, la caída de pelo y el trauma de pasar por un tratamiento tan duro física y emocionalmente.

Toda la planificación de la boda fue algo que disfruté inmensamente, no solo por la ilusión de ese gran día, sino porque durante ese tiempo recibí ayuda de mucha gente. Resultó ser una experiencia muy armoniosa entre nuestras dos familias. Mi intención era que ambos lados se sintieran partícipes de ésta unión, y así fue. Había que escoger las invitaciones, los colores de la boda, las flores y la coordinadora del matrimonio, otra gran ayuda. Yo me encargué y me involucré en muchos de los detalles y la coordinadora me ayudó a hacer de mi visión una realidad.

Otro detalle que me entretuvo mucho fue escoger qué regalar como recuerdo de la boda. Nos imaginábamos algo que fuese parecido a una pintura. Entrevistamos a unos cinco artistas y dimos con uno que nos gustó a los dos. Le explicamos que queríamos crear una imagen que nos representara a los dos —una guitarra, la letra de una canción y unos pasos que representaran el camino que estábamos por recorrer como hombre y mujer. Después de enfermarme, Fonsi escribió una canción llamada "Paso a paso" que para nosotros era muy significativa. Decidimos usarla en ese regalo. Todo cayó en su lugar y al final el artista nos entregó una hermosa serigrafía de una guitarra con la letra de esa canción adentro y las máscaras que representan la actuación. No podría haber sido mejor reflejo de nosotros dos.

Durante los días de planificación me di cuenta de que el vestido que había comprado al final no era el que realmente deseaba usar en ese día tan especial. Me interesaba tener algo original, diferente. En el ínterin conocí a un diseñador divino llamado Gustavo Arango, que previamente le había hecho el vestuario a Fonsi para sus shows y alfombras rojas, y de inmediato hicimos clic. Comprendió mi visión, lo que buscaba, ¡y me terminó haciendo dos vestidos! Diseñamos uno para la boda en sí y otro para presentarme ante la prensa. Me tomó las medidas, escogimos juntos la tela y el diseño de cada modelo, luego pasaba para hacerme las pruebas de vestido; fue increíblemente bueno y me dejó participar de cada fase con gusto. Realmente fue una experiencia muy chévere y los vestidos terminaron siendo todo lo que soñaba. Tanto Gustavo como Junior, mi maquillista y estilista, me hicieron sentir como una princesita en ese día tan especial, después de haber pasado por otro susto, que esta vez venía por parte de mi mamá.

Después de pasar una larga temporada conmigo mientras yo recibía mi tratamiento, mi mamá regresó a Puerto Rico. Un día, mientras conducía, alguien le chocó el carro justo cuando iba llegando a la iglesia. El accidente no pareció para nada serio; sin embargo, al poquito tiempo se empezó a quejar. Decía que le dolían los huesos, cosa que antes no le ocurría. Pasó unos tres meses quejándose de ese dolor extraño. Mientras tanto los médicos le hacían estudios pero no terminaban de encontrar la razón de ser de sus dolores. Finalmente, después de meses de estudios y de idas y venidas a citas médicas, descubrieron la causa de su constante dolor: linfoma no-Hodgkin. El linfoma no-Hodgkin es un tipo de cáncer en el que se forman células malignas en el sistema linfático —este sistema está compuesto de tejidos y órganos que producen, almacenan y transportan glóbulos blancos, que combaten las infecciones y otras enfermedades. Como el tejido linfático se encuentra en todo el cuerpo, el linfoma no-Hodgkin puede comenzar en cualquier parte. Los médicos no pudieron descubrir dónde fue que le comenzó la enfermedad a mi mamá pero sí se la lograron diagnosticar.

Ninguno de nosotros esperaba esta noticia. Otro cáncer en la familia y esta vez la afectada era nada más y nada menos que nuestra propia mamá. Yo acababa de terminar el tratamiento de mi cáncer y ya estaba en vías de recuperación. Lo único que me faltaba era terminar la reconstrucción de mi seno. La vida apuntaba hacia arriba. Nos preparábamos para mi boda, que se acercaba, y todo parecía andar nuevamente bien. Hasta ese marzo de 2006. Mami tenía cáncer. ¿Qué? No puede ser. Fue una noticia realmente impactante para mí y para toda mi familia, más aún porque previo a ese diagnóstico, ella nunca había estado internada ni enferma de gravedad. La figura central que siempre nos alentó y nos llenó de amor y fortaleza, la persona que rezó a mi lado para que saliera de mi enfermedad, que me brindó toda su energía y apoyo para que yo sobreviviera, ahora tenía que enfrentar su propia lucha.

Mami siempre ha sido una persona ágil, llena de vida y muy fuerte. Su único miedo tangible son las enfermedades. Al tocarle a ella, esa fortaleza y ese valor que demostró conmigo, con mi padre, con sus seres queridos en los momentos duros de nuestras vidas, se esfumaron. Y eso me preocupó. Mami le teme un poco a la muerte y, al recibir este diagnóstico, pensó que su turno para pasar a mejor vida ya se estaba acercando. Esa mujer tan llena de chispa y ganas de vivir de pronto se veía vencida.

Para mí fue un shock ver el cambio tan radical. Pasé de tener a una mamá que me leía la Biblia y me sentaba junto a ella para alentarme y decirme que todo iba a estar bien y que yo iba a salir adelante, a tener una mamá derrotada. Toda esa esperanza que me había inculcado a mí durante mi cáncer la perdió. No sentía que saldría bien de su enfermedad. Es increíble cómo un cáncer puede atacar a dos personas de la misma familia y causar reacciones tan diferentes.

Cuando a mí me diagnosticaron, ella sufrió como si la enfermedad hubiese sido suya, pero estaba tan fuerte como yo para sacarme adelante. ¿Dónde quedó la mamá que me apoyó con tanto ímpetu hacía solo unos meses, que me guió y me indicó el camino para seguir adelante? ¿Dónde estaba? Quizá como ya había sufrido tanto por todo lo que me ocurrió a mí, para cuando le tocó enfrentar su propia enfermedad había agotado ya esa fortaleza. Ahora nos tocaba a nosotros sacarla adelante.

Se sentía muy malita y encima, como la enfermedad le había llegado a los huesos, tuvo que someterse a una operación de cadera en la que le instalaron un tornillo. La recuperación fue lenta y ella enflaqueció muchísimo durante todo este proceso. Se la veía muy ansiosa y nerviosa, y a la vez se negaba a recibir nuestra ayuda. De la única que se aferró en ese tiempo fue de su hermana. Mi papá, mis hermanos y yo estábamos desesperados porque no hallábamos qué hacer para brindarle esperanza y llenarla de fortaleza para que saliera adelante. La veíamos vencida y eso nos daba terror.

Dada su enfermedad, tuvo que pasar por sus propias sesiones de quimioterapia, lo que tampoco fue fácil para ella. Todo parecía molestarla, todo le daba coraje. La única que se podía acercar a ayudarla seguía siendo su hermana. A todos los demás nos dejó un poquito a un lado, lo que para nosotros fue frustrante porque veíamos cómo decaía. Sentíamos que teníamos las manos atadas. No hallábamos qué hacer.

La fecha de mi boda se acercaba y Mami estaba en medio de sus sesiones de quimioterapia. Estaba muy débil y se encontraba internada en un centro de rehabilitación. Pensábamos que no iba a poder estar en la boda. Eso me partía el corazón e incluso pensé en posponer la fecha hasta su mejoría. Pero ella me insistió en que siguiéramos adelante con el plan. Me dijo que, aunque ella estuviese o no, quería que igual se llevara a cabo.

Tardó como un año en recuperarse del todo. Logró salir del hospital y regresar a su casa, pero seguía desanimada. Había dado un vuelco fatalista. Seguía acompañada de su hermana pero de alguna manera no aceptaba ni emitía energía positiva. Y sin esas ganas de vivir es muy difícil salir adelante. Ella sentía que ese ya era el último trecho de su vida.

Además de sufrir la enfermedad como tal, tuvo muchas otras secuelas. Hubo un momento en el que hasta parecía haber perdido la cordura. Quizá era por todos los medicamentos que se estaba tomando o por la falta de esperanza, pero se confundía con el dinero en el mercado. Ahí, por ejemplo, pedía que le cambiaran un billete y cuando lo hacían pensaba que le estaban dando el vuelto de lo que había pagado, pero en realidad no había pagado nada. Estos percances la frustraban inmensamente. Mami nunca me levantó la mano de niña, no era una persona violenta, pero de pronto si alguien le llevaba la contraria se ponía muy agresiva y hasta manoteaba a gente desconocida. Por instantes fue casi irreconocible. No parecía nuestra mamá de toda la vida.

Finalmente se animó a que su hermana se fuese de la casa para así enfrentar su día a día como lo había hecho anteriormente, llevando una vida más normal, donde tenía el apoyo de mi papá y sus hijos. Entonces empezó a salir lentamente de ese pozo ciego al que se había arrojado. Comenzó a mostrar mejorías y, después de varios meses, nosotros logramos largar un suspiro de alivio. Reapareció esa mamá fuerte, simpática, cómplice, de antes de la enfermedad. Los días de miedo y desesperanza en los que se la encontraba cabizbaja eran cada vez menos. Y si los tenía, lograba salir de ellos más rápidamente. Después de un año que pareció interminable, logró recuperarse del todo.

DESAFORTUNADAMENTE, HACIA FINALES DEL AÑO pasado volvió a sentir un malestar fuera de lo común. Como le tenía tanto miedo a las enfermedades —y como no solo me había visto a mí pasar por mi cáncer sino que tuvo ella que pasar por su propia enfermedad—, hizo lo posible para evitar algunas visitas médicas. Quizá tenía miedo porque ya a su edad es difícil sacar fuerzas e inspiración para seguir adelante.

Finalmente hizo su cita y se vio con su médico, quien le mandó a hacer unos análisis de sangre. Cuando recibió los resultados —y antes de llevárselos a su médico—, se los mostró a mi cuñado, que también es médico. Pasó por su oficina como si nada, se los dio y le pidió que los leyera rapidito porque se tenía que ir. No quería enfrentar la respuesta que se hallaba en ese documento. Sabía que, si era negativa, en un abrir y cerrar de ojos todo volvería a cambiar.

Mi cuñado le hizo caso: leyó los resultados y de inmediato notó que había irregularidades. Le explicó que seguramente necesitaría hacerse más estudios pero que, como él no era su doctor, primero debía llevarle los resultados a su oncólogo y de ahí seguir sus recomendaciones. Sin embargo, a nosotros sí nos dijo lo que sospechaba podía ser la causa de su malestar: parecía ser un cuadro de leucemia, un cáncer hematológico (de la sangre) que afecta la médula ósea. Y así lo confirmó su médico de cabecera. Nuevamente nos tomó por sorpresa. Cuando al fin parecían haberse calmado las aguas de ese mar turbulento que fueron nuestras vidas en los últimos años, nos volvió a caer encima otra tormenta.

A veces ciertas quimioterapias son tan fuertes que te pueden desatar otros cánceres en el cuerpo. Parece ser que ese fue el caso de mi mamá. Ahora tenía que volver a someterse a otra quimioterapia pero no podía ser la misma que la anterior. Aquella la debía evitar y en su lugar le dijeron que hiciera una intermedia, en la que el tratamiento era un poco más lento, cosa que era recomendable dada su edad. Su cuerpo ya no podría soportar una quimioterapia demasiado fuerte. Ahora, además, le ha tocado hacerse transfusiones de sangre, lo que también la deprime terriblemente.

Sus emociones son como una montaña rusa. Hay días en que quiere darse por vencida y hay otros en que está más luchadora que nadie. También se encuentra muy susceptible a la energía que la rodea. Si la visitan y le dicen que se ve mal, ella absorbe y siente eso, pero si la van a ver y la llenan de mensajes positivos y fortaleza, su humor y actitud se ven afectados positivamente. A veces ni ella sabe lo que le provoca esa sensación de tristeza interna, pero me imagino que es algo normal. No son enfermedades fáciles y los tratamientos son increíblemente duros de sobrellevar. Habiendo yo pasado por un cáncer, la comprendo. Entiendo los cambios de humor, entiendo la nostalgia repentina, entiendo las ganas de vivir y las ganas de darse por vencida. Estos sentimientos te inundan la cabeza y el alma, y aprender a manejar los efectos emocionales es uno de los pasos más difíciles de esta enfermedad.

Mami encuentra una aliada en mí porque también soy sobreviviente de un cáncer. Por ejemplo, hace poco le recomendaron que se pusiera un portal ya que cada vez se le hacía más difícil al equipo médico encontrarle una vena para administrarle su tratamiento o para hacer los análisis necesarios. Además, con cada pinchazo en busca de una vena sana, más nerviosa se ponía ella y más difícil se hacía el proceso. Así fue que aceptó ponerse el portal.

El día designado para la operación comenzó a llorar y le dio un ataque de nervios. Decía que no, que no se lo quería poner, que le daba miedo el dolor que le iba a causar. Mis hermanos enseguida me llamaron y me dijeron que estaba histérica y que se negaba a someterse a esa operación. Me comentaron que seguramente me iba a llamar. Y así fue. Cuando recibí la llamada de Mami intenté calmarle las angustias explicándole que eso era lo mejor que le podían poner para el tratamiento largo que le tocaba hacerse. Claro, ahí fue que me confesó que se acordaba de mi experiencia y de cómo lloré y sufrí y de lo mucho que me dolía. ¿Cómo no le iba a dar pánico si todavía tenía esos recuerdos de mi enfermedad?

Encima tenía razón. Para mí esa fue la operación más dolorosa. Pero le recordé que esa era la primera operación de mi vida, que estaba muy nerviosa y que, a diferencia de ella, yo pedí que me pusieran el portal debajo del pecho, cosa que causó que mi recuperación fuese mucho más dolorosa que la que viviría ella, con el portal encima del pecho. Era lógico que le entrara algo de pánico. Para mí fue un proceso muy traumático y ella estuvo a mi lado, me vio doblada de dolor. Por más fuerte que uno parezca o se haga, uno queda marcado cuando ve el sufrimiento y el trauma de alguien querido. Es difícil olvidar ese momento. ¿Quién no se angustiaría recordando todo eso y pensando que ahora le tocaría a ella?

Seguimos conversando y pasé a explicarle detalle por detalle cómo se usaba el portal, cosa que también le causaba miedo. Le dije que eso no dolía, que simplemente te quedaba un gusto extraño en la boca y la garganta cuando te lo lavaban con esa solución salina antes de administrarte la quimioterapia. Pero le aclaré que no había ningún tipo de dolor de por medio.

Poco a poco se fue tranquilizando. Finalmente accedió a la operación y lograron colocarle el bendito portal. Y como lo había imaginado, salió mucho mejor de su operación que lo que yo salí de la mía. Eso le permitió tomarse los siguientes pasos con más calma. Después tuvo varias preguntas más sobre lo que se sentía cuando te colocan la aguja para darte la quimioterapia —también me preguntó si dolía— y poco a poco la fui guiando desde mi experiencia, dándole todos los detalles posibles para tranquilizarla. Fue lindo poder ayudarla con lo que yo ya sabía y para ella fue un gran alivio tener a alguien que le explicara todo con lujo de detalle.

Ahora, mientras escribo este libro, mi mamá está en medio de sus sesiones de quimioterapia. Todos los que hemos vivido un cáncer sabemos que esos primeros días después de cada sesión son los más duros. Para ella también es así. Sin embargo, a diferencia de mi experiencia, y dado su tipo de cáncer, además de la quimioterapia le toca hacerse análisis de sangre unos tres días después de cada sesión para ver cómo está reaccionando al tratamiento. Fácil no es, eso es seguro. Pero la veo bien. Ahora tiene una actitud mucho más positiva. Se mantiene lo más ágil y ocupada posible, sale a ver a amigos y a comerse un helado, siempre bien vestida y maquillada, todas cosas que ayudan a subirle el ánimo.

Mi papá también le brinda mucha fortaleza y ganas de vivir.

Ella no lo quiere dejar solo porque él también tiene sus problemas de salud. Los días que se siente bien lo obliga a salir a donde sea que los hayan invitado en el pueblo como para distraerse y divertirse y sentir el apoyo de la gente querida que los rodea. Ambos están pendientes el uno del otro, y eso los ayuda mucho a sobrevivir.

10

La reconstrucción

A l poquito tiempo de regresar del viaje de esquí, a principios del año 2006, entré nuevamente al hospital, pero en esta ocasión era para terminar la reconstrucción de mi seno. Normalmente uno no desea operarse, pero en este caso no veía la hora de llegar a la cita.

Hasta ese momento yo seguía con un seno más alto que el otro y lo que más deseaba era volver a tenerlos nivelados, más normales, y no solo por mi autoestima sino para sacarme de encima esa deformidad y ese recuerdo constante de lo que acababa de vivir.

Sin embargo, los recuerdos vuelven cuando menos te los esperas. Durante el viaje de esquí, otra pareja, Fonsi y yo decidimos ir al cine. Lo que queríamos ver era algo ligero y divertido. La idea era evitar cualquier tipo de drama ya que habíamos tenido suficiente el año anterior. Escogimos una película de Sarah Jessica Parker, *The Family Stone,* pensando que sería perfecta para no llorar sino más bien para reír y pasarla bien. Nos sentamos en el cine oscuro, felices con la salida, y comenzó a rodar la película. Risa por acá, sonrisa por allá y de pronto un freno inesperado. La madre de uno de los protagonistas, sobreviviente del cáncer de seno, sufre una recaída y al final muere. ¡Ay, Diosito mío! Terminé lagrimeando y al salir ni comentamos lo que acabábamos de ver. No era la película indicada por obvias razones. Después de pasar por mi enfermedad, lo último que buscaba era visualizar la posibilidad de una recaída. Ni lo podía concebir. En vez de distraerme, me sacudió, pero así es la vida. Esta no es una enfermedad que uno pasa como una gripe y se olvida. Es algo que llevas contigo, no solo en las cicatrices o en la falta de seno, sino en el día a día. Cuando menos te lo esperas te encuentras con un recordatorio de lo que viviste.

Sin embargo, ya de vuelta en Miami, lo que tenía era esperanza: la esperanza de tener el seno reconstruido, más "normal". A esa operación le perdí el miedo porque ya había pasado por el cáncer, por la quimioterapia, y esto ni se le medía en comparación.

El cirujano plástico que me operó me dio tanta paz, tanta tranquilidad y tanta confianza que yo sentía que todo iba a salir bien. Me explicó que, al quitar el expansor, haría un corte (equivalente a una especie de zanja, según lo que comprendí) para que el implante cayera en su lugar y tomara la misma forma de mi seno sano. Y así fue. Después de esta cirugía, después de casi un año, volví a ver mi seno como algo bonito. Finalmente había vuelto a su sitio.

Para mí, el doctor Terkonda es un ángel. Con él me someto a la operación que sea con los ojos cerrados porque él sabe lo que está haciendo y además tiene una sensibilidad especial para tratar a sus pacientes, sean de cáncer o de cirugías plásticas. Esto lo tuve que aprender a los golpes, viviendo experiencias con otro médico que fue lo opuesto a esta primera experiencia tan agradable, pero por suerte pude acudir a su ayuda. De ese desastre hablaré más adelante.

La recuperación de esta operación fue rápida aunque la secuela de esa anestesia fue más desagradable que otras pasadas. Antes de darme el alta en el hospital, me pidieron, como de costumbre, que comiera algo. No tenía hambre ni ganas, pero me comí una manzana. Craso error. De la misma manera que entró esa manzanita, volvió a salir. Digamos que vomitar manzana no es chévere.

Salvando ese rato desagradable, me recuperé súper bien. Finalmente me sentía bien. Después de que me colocaran el implante, y si cicatrizaba bien, podría dar el siguiente paso: la reconstrucción del pezón.

El médico me explicó que, en esta etapa, lo que haría en el centro del pecho sería abrir una suerte de orejitas de conejo miniatura que luego entrelazaría para formar algo parecido a la punta de un lápiz, dándole así forma al pezón. Así que entré al quirófano una vez más y todo salió bien. Durante la recuperación de esta operación, el médico me dio algo que parecía un sombrerito miniatura; me lo tenía que poner sobre el pezón reconstruido para que no rozara la ropa y así se curara y cicatrizara bien.

Varios meses después de recuperarme del pezón reconstruido siguió el último paso de la reconstrucción del seno: el tatuaje de la areola. A esta cita fui sola, pensando que sería algo súper sencillo. Nunca imaginé que dolería tanto.

Para que se pareciera más a mi seno sano, el doctor primero me dibujó el circulito siguiendo la estampa del otro. Después me puso una inyección en cada puntito que había dibujado para adormecer el área. Lo que no sabía era lo que dolerían y quemarían esas benditas inyecciones. Además, no te duermen del todo, en realidad. Cuando comienzan a tatuar la areola, no duele pero sí sientes que te están trabajando la zona. ¡Ay, ay, ay, qué mal humor, qué coraje, qué rabia, qué dolor! Y cuando esa anestesia local desaparece, ¡ay mi madre! Qué incomodidad, picazón, dolor y molestia fuerte.

Sin embargo, esa rabia empezó a convertirse en alegría con los días porque veía que todo estaba quedando bien. La reconstrucción de aquel seno y pezón estuvo tan bien hecha que el que no sabía podría pensar que eran míos y que simplemente me lo habían operado, mas no quitado. Fue un trabajo espectacular.

La reconstrucción completa de mi seno suena, quizá, más simple de lo que fue. O sea, no se puede comparar al miedo y malestar de la primera operación y la quimioterapia que le siguió, pero desde el momento en que me pusieron el expansor al momento en que me tatuaron el pezón, pasaron prácticamente dos años. ¡Años! El tiempo que tarda este proceso es muy personal porque depende de cómo tu cuerpo va cicatrizando en cada paso. No queda más que armarse de paciencia, esperar y disfrutar mientras tanto de la vida, que te sigue dando momentos espectaculares, como lo fue para mí el 3 de junio de 2006.

11

Uno de los días más felices de mi vida

Cuando yo decidí aceptarle matrimonio a mi novio fue porque estaba completamente enamorada de él. Tuve muchas oportunidades para descubrir qué me gustaba y qué no me gustaba en un hombre, y cuando encontré a quien sentí era el hombre de mi vida, no dudé ni un segundo en casarme con él.

Como en cualquier otra boda, en la nuestra hubo tensión y roces durante los días previos. Los típicos malentendidos que provienen de los nervios por que el día que se viene planeando desde hace un año salga a la perfección. Teníamos que estar pendientes del contrato de exclusividad que habíamos hecho con una revista, a través del cual acordamos que no saldrían fotos en otra publicación que no fuera la suya. Esto trajo algunos malentendidos entre amigos que sacaron algunas fotos y familiares que trataban de cuidarnos para que no sufriéramos las consecuencias si esas fotos salían a la luz. Pero no fue nada que no pudiéramos navegar. Además, había muchos detalles de los cuales ocuparse hasta el último día antes de la boda. Yo sentía que estaba haciendo malabares para que todos estuvieran contentos y para finalizar toda la planificación.

Lo que nos ayudó a calmar la tensión y los nervios de esos

días previos a la fecha oficial fue una visita que hicimos con Fonsi al obispo de la arquidiócesis de San Juan, Puerto Rico, lugar que nos correspondía dado el lugar donde nos íbamos a casar. Nos puso todo en perspectiva y nos trajo tanta paz que finalmente pudimos respirar, relajarnos y darnos cuenta de que lo importante era lo que nosotros sentíamos el uno por el otro. No había que olvidarse de eso.

El día antes de nuestro casamiento fuimos a buscar a mi mamá al hospital donde estaba alojada durante su rehabilitación del linfoma no-Hodgkins reciente. Hasta ese día no sabía si mi madre lograría estar en mi boda pero cuando llegó el momento se encontraba lo suficientemente animada como para sacarla de ahí un par de noches. Como seguía en son de recuperación, ella no podía caminar, así que la transportamos en una ambulancia hasta el hotel donde se haría la fiesta y llevamos una silla de ruedas; así la podíamos movilizar tranquila sin causarle mucha molestia.

Fue muy emocionante tenerla allí conmigo. Entrar a esa iglesia y ver a mi madre ahí, vestida elegantemente y emocionada, fue un verdadero regalo de Dios. Yo sé que ese debe de haber sido un gran sacrificio para ella porque la verdad es que no se sentía nada bien. Sin embargo, la ilusión de compartir ese momento como madre de la última de sus hijas en casarse parecía haberle quitado todos los males. Luego, en la fiesta, se dio cuenta de que realmente no se sentía bien, así que pasó un ratito allí y se fue a su cuarto a descansar. Al día siguiente la recogió una ambulancia y regresó al hospital. Pero ese tiempo compartido fue una verdadera bendición. Nunca jamás lo olvidaré.

Para ese entonces ya tenía mi pelito pero estaba cortito. Al acercarse la fecha, mi estilista, Junior, me lo recortó un poquito para darle forma. Él quería que me viera bien. Aunque no lo pude tener largo como alguna vez había soñado, estaba contenta y me gustaba cómo me había quedado.

El queridísimo Santiago Villar, dueño de una joyería Cartier, también me ayudó a vestirme de luces. De una gargantilla me había mandado a hacer una diadema como corona para la boda, y me prestó una pulsera y unos aretes que eran espectaculares. No sé ni cuánta plata tenía puesta en mi cabecita pero me hizo sentir como una verdadera reina. ¡Como la reina de Puerto Rico!

El único contratiempo que me puso los pelitos de punta la noche de la boda fue que de pronto noté una especie de sarpullo rojísimo por todo mi pecho y mis brazos. Me broté y solo faltaban horas para el día que se venía planeando desde mi enfermedad. Es posible que haya sido una reacción nerviosa por todo el estrés acumulado de esos últimos días, pero en ese momento lo que necesitaba era una solución. Por suerte llegó mi cuñado médico a salvarme el día y me administró una inyección antialérgica que me quitó el problema improvisto. Otro gran respiro de alivio.

Finalmente llegó el momento de casarnos y puedo decir con gusto que todo salió a la perfección. Fue realmente mágico y espectacular. Recuerdo claramente la carita emocionada de Papi al verme vestida de novia. Para ese momento, él ya había perdido un ojo por causa de un accidente y era una de las primeras veces que se ponía un ojo de vidrio. Se veía tan guapo y tan contento que me llenó de alegría. Salimos por la parte de atrás del hotel; ahí me había estado preparando porque la entrada principal estaba llena de prensa. Afuera había helicópteros en el aire y más prensa: era una euforia general de los medios y del pueblo puertorriqueño bien contagiosa.

Al subirme al carro y comenzar el camino hacia la iglesia, lo que más quería era bajar la ventanilla y saludar a la gente, pero no podía porque habíamos firmado un acuerdo de exclusividad con una revista.

Al llegar a la iglesia me sentí nerviosa y emocionada al ver a toda la gente de nuestros pueblos llenando las calles, pendientes de nuestra unión, contentos, llenándonos de aplausos y buena energía. Tuvimos que esperar un poquito más de lo esperado en la limosina porque todavía no se habían sentado la totalidad de los invitados. De pronto oí cuando comenzaron a aplaudir la entrada de mi mamá en su silla de ruedas y me emocionó mucho.

Cuando al fin comenzó el desfile, entraron primero las doce niñas y varones del cortejo y luego, Papi y yo. Al dar esos primeros pasos, me dieron muchísimas ganas de llorar pero a la vez estaba muy contenta y no quería dañarme el maquillaje, así que me aguanté y llegué al altar conteniendo esa emoción tan inmensa por el paso que estábamos a punto de dar. En medio de la ceremonia, cuando el cura preguntó si me quería casar con Fonsi, mi respuesta inmediata y del alma fue un "¡Claro que quiero!" tan efusivo que hizo reír a los invitados.

Como mi mamá pudo salir del hospital, durante la ceremonia no solo cantó el coro de la Universidad de Puerto Rico sino que pudimos hacer la ceremonia de las velas con nuestras dos madres. Había una mezcla de emociones muy fuertes. Yo había logrado superar la enfermedad, Mami pasó por su propia montaña rusa pero logró estar ahí con nosotros, Fonsi —totalmente dedicado a mí— había demostrado su amor y apoyo durante esos tiempos, las familias estaban unidas y toda la gente que queríamos estaba ahí presente. La fiesta fue otro espectáculo inolvidable. En un momento salieron bandejas con tenis Converse de los colores de la boda para que todos pudieran bailar cómodos. De pronto estábamos todos quitándonos los zapatos, poniéndonos los tenis y bailando, muy divertido. Al final Fonsi también cantó. ¡Y hasta yo canté, aunque bien desafinada! ¡La pasamos tan espectacular que hasta se nos olvidó tirar la liga y el ramo! ¿Qué más podíamos pedir?

Yo me casé para toda la vida con el que yo entendía era el amor de mi vida. Veía, suspiraba, hablaba, comía y hacía por él. Si yo no hubiera estado así de enamorada, no me habría casado. Si yo hubiera pensado que había una posibilidad de divorcio, no me habría casado. No había necesidad de casarse: yo no tenía problema con que viviéramos juntos sin promesas de por vida. Todo lo que habíamos vivido hasta ese momento había sido maravilloso y cuando nos casamos lo hicimos porque nos amábamos. Eso era lo que queríamos y deseábamos hacer.

Nunca pensé que todo eso se acabaría tan repentinamente.

12

....

Cortando por lo sano

La razón principal por la que guardé mi otro seno cuando tuve cáncer fue la ilusión de poder amamantar a mi hijo algún día. Pero esa puerta estaba por cerrarse.

Cuando me descubrieron el cáncer, de inmediato le hicieron pruebas y le dedicaron tiempo y atención a mi otro seno, el izquierdo. Al verificar que ese seno no sufría ninguna lesión o tumor irregular, mi equipo médico se volvió a concentrar en el derecho. De todas formas, al llegar a mi decisión de hacerme una mastectomía, me preguntaron si quería hacerme una doble. Muchas mujeres deciden quitarse los dos senos de una vez, aunque uno siga sano, para prevenir la posibilidad de desarrollar cáncer. Sin embargo, yo les expliqué que soñaba con ser mamá un día y amamantar a mis hijos. Quería dejarme la oportunidad de vivir la experiencia completa de ser madre. Al recibir esta respuesta, dejaron de insistir y seguimos adelante con el plan original.

Guardar mi seno sano también tenía otro punto a favor: sería la referencia perfecta para reconstruir mi seno nuevo. Aparte de la estética, muchos doctores intentan preservar lo que pueden de los senos porque saben que es una experiencia muy traumática. Para el paciente, es importante poder conservar alguna parte de su normalidad, si es posible, porque resulta ser una gran ayuda emocional durante todo el proceso. Es más, hoy día los médicos intentan primero eliminar el tumor maligno con quimioterapia antes de someter a su paciente a la operación para ver si, en vez de hacer una mastectomía, pueden llegar a hacer una lumpectomía y evitar una cirugía tan agresiva.

En aquel momento, necesitaba a nivel psicológico guardarme aunque fuera un seno —siendo que no era necesario quitarlo— para no sentirme tan desconectada de mí misma. No estaba preparada para pasar el trauma de perder ambos senos en una sola operación; pensé que sería demasiado traumático. Hoy día, sin embargo, mi decisión habría sido diferente. A veces pienso que si me hubiera quitado ambos de una vez, me hubiera evitado todas las complicaciones que viví con el segundo. Pero no fue así.

Después de mi cáncer, y en el transcurso de los siguientes dos años, cada tres meses me tocaba ir a una cita médica a la oficina de mi oncólogo para que me revisaran los marcadores de tumores y me hicieran el chequeo completo. Del segundo al quinto año, esta cita se hace cada seis meses. En esos primeros dos años de revisiones trimestrales, la doctora me palpaba el seno sano y a veces me mandaba a hacer alguna resonancia magnética. Si encontraba alguna irregularidad o masa, me mandaba a hacer una mamografía y luego alguna que otra biopsia. Claro, con un antecedente de cáncer se tienen que fijar en cualquier cosita que parezca anormal porque las posibilidades de desarrollar cáncer en el seno sano son altas.

El problema era que cada vez que uno de estos chequeos se convertía en más exámenes o terminaban en una biopsia, mi familia y yo volvíamos a vivir esa angustia paralizante pensando que el resultado sería otro cáncer. Ese estrés psicológico es algo realmente agotador y no solo me afectaba a mí sino también a mis seres queridos. La sensación era parecida a un estado permanente de preocupación. Me sentía una bomba de tiempo andante.

Poniendo a un lado el estrés de cada revisión, también había un tema físico: cada biopsia duele y conlleva una etapa de recuperación dependiendo de cuán profunda haya sido la herida. Encima yo ya sabía a lo que me iba a enfrentar, ya sabía que no sería algo tan sencillo. Al dolor físico le sigue la angustia de esperar el resultado, sabiendo por experiencia que no tendría ningún tipo de control sobre lo que me podrían llegar a decir. Además, a esas alturas comencé a pedir ayuda. Ya no me animaba a ir a una biopsia sola porque sabía que era posible recibir malas noticias, entonces siempre venía alguien de mi familia. Ellos no solo vivieron esas angustias trimestrales sino que vieron la preocupación que invadía mi cara con cada irregularidad encontrada.

En medio de todo esto, me habían elegido ese año como una de los cincuenta más bellos de *People en español*. Ya me habían tomado la foto individual, solo faltaba la grupal, la de la portada, que ese año incluiría a estrellas como Alejandro Fernández, Beyonce, Angélica Vale, Ludwika Paleta, Bárbara Bermudo, Candela Ferro y Mario López. Estaba súper emocionada y a la vez tenía la sombra de otra biopsia que me nublaba la experiencia. Volé a Nueva York, lugar donde se haría la sesión de la portada, con el pequeño vendaje que protegía la herida de la última biopsia.

Ya en la silla del maquillista, lista para pasar un día súper y dar lo mejor de mí para que la portada saliera brillante, sonó mi teléfono. Contesté y era Fonsi. En eso se acercó mi sobrina Adilmarie, quien me había acompañado, alentándome para que no llorase en frente de todos. Me insistió en que tratara de tranquilizarme para evitar que se hiciera público que mi lucha todavía no había acabado. Tenía razón: yo no quería que nadie se enterara de que seguía pasando por biopsias y sustos, y no solo por proteger mi privacidad sino también por proteger mi vida laboral. El trabajo para mí siempre fue importantísimo y volver a ausentarme no estaba en mis planes.

Al cortar el teléfono, las lágrimas que se asomaron en mis ojos eran, esta vez, de felicidad. No tenía células malignas. No tenía cáncer. Me incorporé en mi silla y me siguieron maquillando como si nada. Nadie sabía la montaña rusa de emociones que me tocaba vivir con cada biopsia. La angustia me carcomía por dentro con cada descubrimiento de alguna anormalidad, aunque saliera benigna; luego el cansancio del estrés y la sensación de alivio me invadían el cuerpo de golpe, y eso me dejaba agotada. Y ni hablar de las preguntas que vuelven a surgir una y otra vez después de cada análisis: ¿Y si me dicen que tengo cáncer? ¿Cómo se lo voy a decir a mi familia? ¿Tendré que pasar por la quimioterapia otra vez? ¿Cómo lo voy a anunciar públicamente y cuándo? ¿De dónde sacaré las fuerzas para enfrentar todo esto otra vez?

Llegué a un punto en el que dije: "¡No más!". Me lo quito y acabo de una vez por todas con este mini-huracán que me atormenta la vida cada tres meses. Al fin y al cabo, una de las razones principales de haberme guardado el seno sano hasta ese momento era amamantar a un hijo pero caí en cuenta de que en realidad hay miles de mujeres que tienen ambos senos sanos e igual no le pueden dar pecho. De pronto ese factor ya no era tan decisivo como antes. Ahora pesaba más en la balanza la tranquilidad que me podría traer el retiro de ese seno. Quiero aclarar algo: el no tener senos no significa que el cáncer ya no puede volver, pero sí reduce las posibilidades. Finalmente me senté con Fonsi y le dije que sentía que lo mejor sería quitarme el otro seno y cortar por lo sano.

Una vez tomada la decisión tenía que ver cómo proceder. Pensé en volver a Jacksonville, Florida, a operarme en Mayo Clinic, pero sentí que no era necesario porque no tenía nada maligno. Preferí hacerlo cerca de mi casa, pensando que sería más cómodo y fácil. Ese fue otro error del cual tuve que aprender a los golpes.

Comencé a investigar cirujanos plásticos e hice cita con tres o cuatro que me habían recomendado. Con algunos me sentí bien y los vi como una buena elección, pero hubo uno en particular al que apodé Doctor Terror. Por primera vez en todas mis visitas médicas el doctor me enseñó TODAS las posibilidades de lo que podía ocurrir si algo salía mal. Fue una presentación visual, con senos deformes y cicatrices espantosas, que realmente parecía una película de terror. No podía creer lo que estaba viendo y viviendo. La angustia me invadió el cuerpo entero y salí de ahí volando.

Obviamente a él lo taché de la lista al instante. Después de algunas otras citas, decidí hacer este procedimiento con un doctor con quien me había sentido bien y cómoda. Nunca imaginé que una operación así de común podría complicarse tanto. Tampoco se me había cruzado por la cabeza una posibilidad semejante.

Yo andaba de lo más tranquila con los planes de esta operación. No tenía cáncer, no iba a tener que pasar por el tratamiento de la quimioterapia. Imaginaba, en fin, que esta operación sería mucho más fácil y sencilla. Lo único que me ponía un poquito nerviosa era la anestesia porque sabía que tendía a tener secuelas fuertes nada agradables. Fuera de eso, me encontraba contenta y sosegada.

Me operaron el 20 de octubre de 2007, un sábado. Elegimos ese día porque no había tanto personal ni gente en el hospital que me viera entrando y saliendo. Ingresé al hospital a eso de las cuatro o cinco de la mañana para evitar cualquier foto o rumor de que no andaba bien. Lo último que quería era que comenzaran a pensar que estaba mal y se enteraran de esta operación. Yo quería simplemente quitarme este seno y seguir adelante con mi vida, trabajando y viviendo como si nada. Y así fue, aunque no tan fácil como esperaba. Me operaron, me pusieron en un cuarto privado y a los dos o tres días ya estaba en mi casa. Pero recuerdo que al despertarme de esa operación me quejé mucho. No recuerdo haberme quejado tanto en la primera; era algo inusual ya que yo no suelo quejarme.

Cuando me dieron el alta, seguía sin sentirme demasiado bien. Un día, mientras me bañaba, noté que el lugar donde había tenido el drenaje de la cirugía se me había puesto medio amarillo y que tenía un puntito blanco, como si tuviera pus. No me parecía normal ni recordaba haber tenido lo mismo la primera vez que me operé. Llamé a la oficina de mi doctor, me dijeron que pasara a verlo para que me revisara y de paso me llenara el expansor.

En esa cita médica y en las que siguieron, en realidad nunca me atendió mi doctor sino su asistente. Mi familia me insistía en que el doctor me debía revisar porque no parecía normal lo que me estaba ocurriendo, pero él no me revisó en persona hasta más adelante, cuando ya no había otro remedio. Al salir de esa cita, me dijeron que no había nada de qué alarmarme. Entonces me llenaron el expansor y regresé a casa. Pero con el pasar de los días seguía sintiéndome mal y mi seno poco a poco iba cambiando de color. En un momento dado, el seno entero se me puso morado. Yo, sin embargo, seguí con mi vida sin saber bien qué hacer.

En esos días se casaba otra prima de Fonsi. Fuimos al matrimonio, la pasé bien, bailé, pero mi energía no era la misma de siempre. Al día siguiente hicimos una reunión en mi casa con todos los de la boda. Usualmente me encanta ser buena anfitriona y estar pendiente de la comida y de la gente, pero ese día sentía que no daba abasto. El tío de Fonsi, padre de la novia, era doctor, así que en un momento dado le pedí que me revisara. Al verme el seno morado me dijo que no le parecía normal y me recomendó que llamara a el doctor para ver qué estaba pasando. Como era fin de semana, y no sentía que era una emergencia, decidí esperar hasta el lunes para llamar.

El día siguiente no fue nada grato. Vomité, tenía fiebre y era obvio que no estaba bien. Me sentía débil, me dolía mucho el seno y había perdido el apetito. Mi esposo y mis amigos hicieron todo lo posible para que yo comiera, pero no había caso. Encima seguía vomitando, así que llamamos al doctor a su oficina y me recetaron unos antibióticos para la infección. Así pasaron otro par de días. Finalmente Fonsi llamó al doctor e insistió en hablar con él directamente. Le explicó que yo en general no me quejo pero que hacía varios días no estaba bien y que tenía el seno morado. Le insistió en que fuese él quien me revisara y no su asistente. El doctor justo tenía dos operaciones ese día pero le dijo que, si podíamos ir antes de la segunda, me podía recibir ahí mismo en el hospital.

Cuando finalmente nos recibió y me quité la camisa, el doctor, sin siquiera palparme, me hospitalizó. Me hicieron un cultivo y de inmediato me pusieron un suero porque yo venía vomitando y no comiendo, por lo que seguramente estaba algo deshidratada. Al recibir el resultado del cultivo me dijeron que tenía Estafilococo Dorado Resistente a la Medicina o EDRM (MRSA, por sus siglas en inglés). El EDRM o MRSA es un tipo de bacteria resistente a muchos antibióticos, comúnmente causada por infecciones hospitalarias. Yo pensé que sería una revisión veloz de mi seno pero terminé en una cama hospitalizada, teniendo que enfrentar una serie nueva de terminología médica que se refería a algo que yo ni sabía que existía. Este no era un seno enfermo. ¿Cómo se iba a complicar la operación de algo que estaba bien?

Pasé varios días en el hospital con medicamento intravenoso; me lo daban cada doce horas, a eso de las once de la mañana y las once de la noche. Seguía sin sentirme bien. Al cuarto día, a eso de las once de la noche, con la luz apagada, la televisión prendida y mi esposo en la silla a mi lado, recuerdo repentinamente sentirme muy acalorada, como si estuviera afiebrada y sudada, y se lo comenté a Fonsi. Me quería destapar o meter a bañar, algo no estaba bien. Entonces él prendió la luz y me quitó la sábana: lo que había era un mar de pus y sangre que había empapado no solo la bata del hospital sino también todas las sabanas. Enseguida llamamos a la enfermera, quien me puso una especie de toalla sanitaria sobre el drenaje por donde seguía saliendo el líquido, y me dirigió al baño.

Mientras la enfermera cambiaba las sábanas, yo me metí a la ducha y Fonsi agarró la manguera para echarme agua en la herida mientras yo me enjuagaba. Lo que salía de ese hueco era un chorro interminable. Cuanto más me lo apretaba, más salía esa mezcla de pus, sangre y coágulos. Era realmente asqueroso pero, en realidad, lo mejor que podía pasar era que todo eso saliera de una vez por todas. Seguramente se me había vuelto morado justamente por todo ese líquido acumulado ahí adentro. Cuando al fin paró un poco, me regresé a la cama y pasé dos o tres días más en el hospital.

Durante esa hospitalización me pusieron un catéter central de inserción periférica (PICC, por sus siglas en inglés, también conocido como PICC line), que es un tubo largo y delgado que se inserta a través de una vena del brazo para llegar a una vena más grande cerca del corazón; esto era necesario en mi caso porque el medicamento para combatir el MRSA era un líquido intravenoso que me debía colocar dos veces al día durante el siguiente mes. Sí, me dejaron puesto el PICC line durante ese mes también porque debía seguir administrándome el medicamento desde la casa. Dos veces por día tocaba limpiarme el área del PICC line, insertar una solución salina para limpiar el tubito interno y conectar la bolsa con el medicamento al catéter durante un par de horas, hasta que me fuera administrado todo el líquido. Eso ocupó un par de horas en la mañana y otro par de horas en la noche cada día durante ¡un mes! Por suerte, durante el día podía funcionar normalmente. Lo único que tenía que hacer era doblar el PICC line y pegármelo al brazo. Al cubrírmelo con una camisita de manga larga o de tres cuartos, casi ni se notaba.

Mi familia y mi esposo estaban furiosos con el doctor porque todos sintieron que era algo que se podría haber evitado, o que por lo menos se podría haber tratado antes de llegar al punto de tener que estar hospitalizada nuevamente. Muchos me dijeron que debía demandarlo pero yo preferí no meterme en eso. ¿Qué iba a resolver con eso? Nada. Yo lo que quería era recuperarme y seguir de largo. Además, no se sabía públicamente que yo me había quitado el seno, así que demandar era crear todo un revuelo y hacerlo todo público, cosa que yo quería evitar. No estaba lista para hablar de eso abiertamente con los medios.

Justo ese mes de tratamiento contra el MRSA coincidió con la fiesta de la estrella del año de *People en Español:* Angélica Vale, Kate del Castillo y yo éramos las estrellas de honor. Ahora se me abría otro dilema: ¿cómo ir a la fiesta con el PICC line sin que se dieran cuenta la prensa y la gente alrededor? Esto era algo que no estaba previsto ya que, cuando fui a verme con la doctora, no pensé que me internaría ese mismo día y que eso llevaría a todo lo demás. Yo seguía con la idea fija de mantener todo este episodio en privado, así que compré la tela que me gustaba, fui adonde una costurera y me mandé a hacer un vestido que tenía una manga que justo cubría el brazo con el PICC line.

Dentro de ese mismo mes, mientras iba y venía para probarme el vestido, justo estaba almorzando con mi hermana cuando se me acercó un paparazzi, que de casualidad estaba comiendo en el mismo lugar, para preguntarme sobre mi salud; me dijo que me habían visto entrar y salir del hospital hacía poco. Logré despejarle las dudas y se fue tranquilo, cuando podría haber descubierto la verdad con una sola mirada. En ese momento yo no podía mover bien el brazo y tenía el PICC line puesto, pero justo llevaba una camisa que apenas lo cubría y el tipo, por suerte, ni se dio cuenta. Si se hubiera percatado de que algo andaba mal, fácilmente podría haber agarrado su cámara para tomar una foto, pero me salvé.

El día de la fiesta adelanté el horario de mi medicamento y me lo administré mientras me peinaban y maquillaban en casa. Una vez lista me puse mi vestido plateado y me fui a la fiesta con el PICC line y todo. No podía mover mucho el brazo pero lo disimulé como pude; seguí adelante, bailando y sonriente. Nadie se dio cuenta.

Cuando pasó el mes de tratamiento, el medicamento me hizo efecto y al fin me quitaron el PICC line. Las heridas comenzaron a sanar y a cicatrizar bien, y parecía estar en vía de una pronta recuperación.

En el ínterin me habían llamado de México para ofrecerme un papel en una novela, el cual acepté con gusto. A principios de enero de 2008 me subí a un avión y volé a la Ciudad de México para comenzar a rodar *Alma de hierro*. En cuanto al seno recientemente operado, cada vez que me tocaba llenar el expansor viajaba a Estados Unidos y luego volvía a México para seguir trabajando. A todas estas, nadie sabía que yo estaba en proceso de reconstruir mi segundo seno. La única de la novela que sí sabía era una productora porque le tuve que pedir permiso para viajar. Aproveché la Semana Santa y volví a Estados Unidos para hacerme el siguiente procedimiento, que consistía en colocarme el implante.

Todo pareció salir bien, así que al terminar la semana regresé a México para seguir adelante con mi trabajo. Sin embargo, al poquito tiempo noté que, al cambiarme la venda, la cicatriz del seno estaba supurando. Después de cambiarla varias veces y notar que cada vez que lo hacía la herida supuraba lo que parecía ser pus, me di cuenta de que nuevamente algo andaba mal. De inmediato sospeché el retorno del MRSA y decidí actuar en el acto. Consulté en un laboratorio en México si me podían hacer un cultivo para verificar qué era esa sustancia que salía de mi herida. Cuando me llegaron los resultados, confirmaron mis sospechas: el MRSA nuevamente estaba atacando mi seno izquierdo.

Llamé de inmediato a mi doctor y le expliqué que estaba trabajando en México y que necesitaba que me recetara algo para solucionar este tema cuanto antes. Claro, su receta no me sirvió en México, pero al pasarme los nombres de los medicamentos logré averiguar cuáles eran los equivalentes allí y comencé a tomarlos.

Igual me sentía inquieta. Quería asegurarme de que no se volvería un peor cuadro, o que surgiría la necesidad de hospitalización como la primera vez. Ya para entonces decidí no llamar más al doctor que me operó porque no me inspiraba confianza, así que me volqué hacia la sabiduría de mi oncóloga, quien conocía mi caso de memoria por haber supervisado mi quimioterapia. Es más, hoy día ella es mi médico de cabecera. Al escuchar lo que me estaba pasando, me recomendó que me quitara el implante para asegurarme de que la bacteria no se encontraba alojada en esa cavidad. Si la bacteria se había pegado al implante, el MRSA me seguiría volviendo. Esta posibilidad me horrorizó así que le hice caso. Decidí someterme a una nueva operación para solucionar este problema de una vez por todas.

Sin embargo, esta vez volví a mi queridísimo doctor Terkonda, quien me había hecho la primera operación del seno enfermo, procedimiento que no me causó ninguna de estas secuelas. El doctor Terkonda no solo me hizo un trabajo excelente en el primer seno sino que me dejó una cicatriz mucho más linda en el segundo seno. Ni lo pensé dos veces. Prefería viajar a Jacksonville y estar en sus manos antes que quedar en manos de alguien totalmente nuevo.

El doctor Terkonda me explicó que, al operarme, me iba a quitar el implante, se iba a asegurar de que no hubiera ni un dejo de MRSA en esa zona y que, después de verificar a través de un cultivo que eso era cierto, me colocaría un implante nuevo.

Alma de hierro todavía tenía un tiempito más de rodaje antes de que se acabara, pero mi cuerpo no iba a poder esperar tanto. Le expliqué lo que estaba sucediendo a la productora y decidimos que lo mejor que podía hacer era grabar todas las escenas posibles por adelantado para que mi salida no fuese tan repentina. Y así fue. Grabé suficientes escenas como para cubrir tres meses más de la novela y partí a esta próxima operación.

Al regresar a Miami, comencé la ronda de exámenes preoperatorios mientras terminaba de cumplir mis obligaciones con la campaña de Yoplait contra el cáncer de seno llamada *Save Lids to Save Lives*. Una vez que la campaña terminó, viajé a Jacksonville para ingresar nuevamente a aquel quirófano que había dejado hacía poco más de dos años.

El tema más grave de esta intervención surgiría si me encontraban MRSA en el implante. Si así era, iban a tener que darme el medicamento que me dieron aquella primera vez durante otro mes. Pero ese caso implicaba que no me podrían poner el implante nuevo. Primero había que asegurarse de que el MRSA ya no estaba en mi sistema. Si ese era el resultado tendría que verme como nunca antes me había visto: sin NADA. El pánico de pensar que existía la posibilidad de verme el seno plano me creó muchísima ansiedad previa a la operación, ansiedad que se agudizó por la angustia que estaba pasando dentro de mi matrimonio. Gracias a Dios, cuando me abrieron verificaron que estaba ya libre de MRSA y pudieron seguir adelante con el cambio de implantes sin problema alguno. La recuperación que siguió fue rápida y sin acontecimientos. Sin embargo, en ese momento se estaba desatando el golpe más duro de todos.

13

El golpe más doloroso

A mediados de 2009, *cuando volví a Miami después de terminar de filmar* Alma de hierro, *nunca imaginé que tendría que hacerme un alma de hierro para lograr enfrentar el próximo cambio drástico de mi vida.* Ya estaba lidiando con lo que sería la segunda operación de mi seno izquierdo y con todos los miedos que surgieron por el procedimiento. Pero ¿mi matrimonio? ¿Cómo podía ser que eso también se estuviera derrumbando ante mis ojos?

El regreso de México, después de un año y medio afuera, no fue nada fácil. Al llegar a casa sentí que mi marido no me había recibido como siempre. Algo entre nosotros había cambiado. En realidad, ya desde México sentí una cierta frialdad que no lograba reconocer pero lo atribuí a la distancia. Pensé que al volver todo caería en su lugar, pero ocurrió todo lo contrario. Su comportamiento, su forma de tratarme, de hablarme, nada de eso era igual. Desde que pisé nuestra casa me di cuenta de que lo que estaba pasando en realidad era mucho peor de lo que yo quería y podía siquiera admitir. Su indiferencia y la falta de intimidad solo empeoraron con el tiempo. Alguna que otra vez intenté sugerir un acercamiento pero rápidamente aprendí que eso ocurriría cuando él dijera y no cuando yo quisiera. Llegó un punto en el que incluso dejamos de hacer el amor del todo. Ya no existía esa conexión. En alguna parte del camino nuestra relación se había quebrado, pero yo seguía sin comprender dónde, cuándo, cómo y por qué.

Inicialmente interpreté todo lo que nos estaba ocurriendo como nuestra primera crisis matrimonial y estaba preparada para luchar y salir adelante. Pero este tipo de lucha se debe hacer de a dos. Una sola persona no puede salvar una relación. Desde ese día que entré a mi casa —después de un tiempo de trabajo en México—, supe que lo que me tocaba hacer sería cuesta arriba pero jamás pensé que en realidad iría cuesta abajo hasta estallar contra el piso y hacerse añicos.

No estaba preparada para ese golpe como tampoco estuve preparada para el cáncer. Fue uno de los momentos más difíciles de mi vida.

En el tiempo en que estuvimos juntos, hubo una etapa en la que fuimos muy felices. Sé y me consta que él estuvo muy enamorado de mí. ¿Cuándo se perdió el amor? Pues no lo sé. No puedo pensar ni sé en qué momento exacto cambió todo, pero cambió. De repente se convirtió en otra persona, con otros intereses, otras necesidades, otros deseos. Seguía siendo el buen ser humano que es, la buena persona que es y el hombre del cual me enamoré, pero al mismo tiempo era otra persona.

La diferencia entre este golpe y el del cáncer fue que lo que yo sentía roto, lo que me dolía por dentro, no era físico sino totalmente emocional. Con el cáncer yo me encontraba físicamente enferma pero tuve una fortaleza emocional que me ayudó a salir adelante. Mi mente le mandaba energía positiva a mi cuerpo para ayudar a sanarse. En este caso, lo que se me estaba desmoronando era lo emocional y eso es mucho más difícil de sanar. Además, durante toda la etapa del cáncer, una de las personas en quien más me apoyé fue en él. Fue una persona clave para recuperarme no solo física sino espiritualmente. Y ahora ese pilar ya no estaba más, ya no me amaba más y era más bien el causante de mi dolor. Me sentía más sola que nunca. ¿Ahora qué quimioterapia iba a usar para curarme este mal? Sin importar cuánta gente me rodeara con amor y apoyo, no había ninguna persona ni acción que me terminase de dar la tranquilidad para poder salir adelante porque yo no estaba lista para recibirla.

NO ERA LA PRIMERA VEZ que teníamos problemas. Al año de haber empezado nuestra relación hubo una infidelidad. Mi reacción fue romper con él. Pero él hizo villas y castillas para que regresáramos. Dentro de su enamoramiento, no quiso perder lo que teníamos. Y yo volví a caer redondita. Al enfermarme fue una fuente de amor y apoyo constante. Estuvo siempre pendiente de mí y sentí que nuestro lazo, en vez de quebrarse, se profundizó. Cuando fijamos la fecha de la boda no había ningún tipo de obligación, simplemente lo hicimos porque sentíamos que ese era el camino que queríamos tomar juntos de la mano. Nos casamos amándonos. Me casé pensando que ese sería el hombre con quien pasaría el resto de mis días. Con quien tendría hijos. Yo no esperaba el dolor que vendría después de uno de los días más felices de mi vida.

Luego comenzaron a aparecer las infidelidades. La primera ocurrió cuando éramos novios: yo me enteré porque lo averigüé, porque mi instinto me decía que algo andaba raro. Vi las cuentas de sus tarjetas de crédito y hasta hablé con la muchacha, pero él me lo negó. Y lo hizo hasta que no le quedó más remedio porque era demasiado evidente. En medio de la desesperación de ver lo que estaba ocurriendo, en medio de la sospecha constante de que estaba con otras, había una prueba hacia el final de la relación que no me fallaba. Para cada viaje que le tocaba de trabajo yo le hacía la maleta. Siempre me aseguraba de que entre su ropa estuviera su cepillo de pelo. Como para las presentaciones él contaba con su propio peluquero y maquillador, ese cepillo que le empacaba en cada viaje era el de uso personal, el que quedaba en su cuarto. Al regresar de sus viajes, nuevamente era yo la que le desempacaba la maleta; de inmediato agarraba el cepillo y lo miraba detenidamente. Muchas de las veces había pelos largos atrapados entre las cerdas. Pelos largos que, con cada viaje, variaban de color. Pelos largos que él definitivamente no tenía.

Llegué a un punto tal que la ansiedad me invadía el pecho y, cuando podía, le revisaba las cosas en busca de pruebas. Me volví paranoica —y con razón— porque esas pruebas existían y eran innegables: desde llamadas telefónicas con algunas de las otras hasta una foto que me rompió el corazón.

Al principio lo confrontaba, le preguntaba de dónde habían salido esos pelos, ese mensaje, esa llamada, pero en general me lo negaba todo. En algún momento bajé los brazos y dejé de luchar. Dejé de confrontarlo. Era más doloroso hacerlo porque veía cómo me mentía en la cara. Lo único que yo deseaba era que me hablara con la verdad. Sentía que si podíamos hablar de una manera más directa, existía la posibilidad de salvar la relación y de volver a reestablecer algo de esa confianza perdida. Pero eso no ocurrió.

Con el paso del tiempo hubo muchas heridas, mucho rechazo, mucho aparentar frente a la gente —incluso frente a nuestras familias— que estaba todo bien, cuando poco a poco se iba desmoronando lo que yo pensé sería mi relación de por vida. Cada vez que nos bajábamos del carro yo le decía: "Por favor, que tu familia no se dé cuenta. Que nadie se dé cuenta". Me encontraba nadando sola sin saber hacia dónde dirigirme; realmente no sabía qué hacer. Por lo menos con el cáncer tenía una guía. Aquí estaba a la deriva, sin entender siquiera por qué estaba nadando.

Yo estaba aferrada a él y eso no me hacía feliz, no era sano. Mientras sufría los engaños yo lo que hacía era luchar para ver si él se fijaba en mí, a ver si lo podía reconquistar. Pero me costaba horrores porque mi autoestima no era la misma de siempre. Mi cuerpo había cambiado, tenía un seno nuevo —pero con una cicatriz evidente que nunca se iría—, estaba más grande y me costaba enormemente volver al peso que tenía cuando era más joven. Hasta el sol de hoy es una lucha diaria, pero ahora es una lucha más sana. En ese entonces sentía que me ahogaba porque, para cuidarlo, me tragaba no solo mis inseguridades y dolores sino también sus silencios y engaños. No emitía palabra porque no quería que él se viera perjudicado. Sentía que no me quedaba otra, que me tenía que conformar con eso, que eso era lo que me había tocado y que no había vuelta atrás.

Es terrible lo que voy a decir ahora, y he aprendido que ese no es el camino correcto, pero en ese momento yo no me daba cuenta: aunque yo supiera que él hacía cosas por fuera de nuestra relación, mientras yo sintiera que me quería pensaba que podía llegar a comprender esa necesidad de hombre de coquetear o tener otra mujer. Pensaba incluso que lo podía aceptar siempre y cuando él siguiera queriendo estar a mi lado. Yo sentía que él había sido tan espectacular conmigo, que me había brindado tanto amor y apoyo durante mi cáncer, que, pues, si se deslizaba algún día, la mejor opción era mirar para otro lado y seguir como si nada.

Hoy día pienso todo lo contrario: no quiero a nadie al lado mío por lástima y no aceptaría una relación bajo esas condiciones porque me doy cuenta de que no lleva a nada, que solo causa dolor y crea rencor. Te sigues estrellando, te pierdes. Yo vivía para él, yo no me daba la importancia que merecía. Cuando estaba con mi esposo, él podía decir todo lo que quisiera y, aunque no tuviese la razón, yo no me animaba a refutarlo. Quizá porque tenía miedo de perder su amor.

Ahora tengo claro que la importancia y la atención nunca pueden recaer en una sola persona. En una pareja, ambas personas son importantes y merecen esa importancia. Cuando se centra en un solo lado, esa relación se desequilibra, lo que no es sano para ninguno de los dos. Yo estaba actuando como si fuese de una generación a la que en realidad no pertenecía. Apliqué lo que aprendí de los grandes que me rodearon en mi infancia pero me doy cuenta de que, para la pareja de hoy, eso ya no va. De chica no solo vi el amor incondicional de mis padres sino que también vi cómo otros hombres podían hacer cosas; mientras regresaran a la casa, sin embargo, estaba todo "bien". Al ver la repetición de ese comportamiento en varias parejas, yo me casé pensando de esa manera. Yo sabía en lo que me estaba metiendo y usaba la justificación que aprendí de niña: mientras él regrese a la casa y me quiera y me abrace y me bese, lo demás no importa. Además, viniendo de una familia religiosa, aprendí también de niña que el matrimonio era algo sagrado, que una vez que entrabas en ese acuerdo ante Dios había que cumplirlo "hasta que la muerte nos separe". Tenía una presión autoimpuesta porque para mí esa unión debía ser para toda la vida, sin importar lo que hiciera el otro para destruirla.

Pero ahora tengo claro que los engaños no se deben ignorar sino enfrentar y que, si uno está casado, hay que darle la oportunidad a la pareja para trabajarlo, sea yendo a terapia, a la iglesia o simplemente hablándolo. Nosotros desafortunadamente no peleamos por nuestra relación, no logramos comunicarnos para ver por qué habíamos llegado a ese punto. Quizá por eso me costó tanto comprender por qué de un momento a otro se había terminado todo. Él tomó la decisión y no hubo otra forma. Recibí el clásico: "Soy yo, no eres tú, dame un tiempo", y luego se acabó. Ni siquiera hubo momento para hablar de una posible terapia de pareja o de una posibilidad para luchar por lo nuestro porque, para él, eso ya se había terminado. Me hubiese encantado charlar sobre lo que podíamos hacer para revivir ese amor perdido pero lo que me tocó fue un golpe seco, un desamor repentino, un fin inesperado.

La decisión de separarnos no fue tomada en una conversación cara a cara en la que nos tomamos de la mano y acordamos que era lo mejor para los dos. No. Fue mientras estaba de viaje promocionando la campaña de *Save Lids to Save Lives*. De pronto uno de esos días recibí una llamada suya; me dijo que se quería separar. En realidad, la palabra que usó fue "divorciar". Era como si él ya hubiese tomado la decisión. Al cortar, con la desesperación que me invadía el corazón, me nació llamar a su mamá en busca de algún consuelo o refugio. Sentía que si alguien podía hacerlo razonar era ella. El dolor y el shock eran tan grandes que ni me atreví a llamar a mi familia. No sabía ni cómo comenzar a explicar lo que nos estaba ocurriendo. Mi suegra se sorprendió con lo que le conté y enseguida lo llamó, pero él le dijo a ella que nunca había mencionado la palabra "divorcio" sino que lo que buscaba era separarse por un tiempo para ver cómo se sentía.

La realidad es que él ya había tomado la decisión en su mente pero, en vez de confrontar la situación cara a cara, prefirió jugar el jueguito sabiendo que a la final se saldría con la suya. Comenzó a buscar apartamento para mudarse durante nuestra separación pero mientras tanto permaneció en la casa. Irónicamente vivimos juntos el comienzo de esa separación. Dormíamos en la misma cama, en la que me abrazaba todas las noches. Para mí era todo muy confuso. Yo interpretaba ese abrazo como una luz de esperanza. Pensaba que todavía nos quedaba una oportunidad para salvar el matrimonio.

En medio de todo ese dolor y confusión, me tocó aquella segunda operación en Jacksonville para reemplazar el implante y asegurarme de que estuviera libre de MRSA. Manejando de ida hacia el hospital me llamó para hablar sobre un comunicado de prensa sobre nuestra separación que quería emitir. Su idea era que emitiéramos un comunicado en conjunto, diciendo: "Hemos tomado la decisión…". Pero "hemos tomado" me sonaba a coliseo porque fue él quien tomó esa decisión. Yo quería que él hablara por sí mismo porque la realidad es que a mí no me había dado otra opción. Yo no quería separarme ni divorciarme: esa fue decisión suya Por ende, no quería participar de un comunicado en conjunto porque me parecía que no estábamos enfrentando el tema con la verdad. Mi intención no era hablar mal de él, simplemente quería que él se hiciera cargo de la decisión que había tomado. Me parecía lo más correcto y honesto. De pronto me di cuenta de que yo no estaba con la cabeza como para seguir hablando del tema. Estaba rumbo a operarme, estaba en el carro con toda mi familia escuchando nuestra discusión, estaba preocupada por cómo saldría de esta cirugía, estaba agobiada. Le pedí que por favor me dejara operar tranquila y que al recuperarme podíamos volver a tocar el tema.

Al final, cuando volvimos a hablar, recibí tanta presión que una vez más cedí y el comunicado salió en conjunto a pesar de lo que yo sentía o quería. Yo no deseaba hacerle daño, no quiero ni quería que su carrera se viera afectada, así que cedí. En definitiva, aunque dije que sí a eso, se enojó porque no salí en su defensa en cuanto a sus infidelidades; se enojó y me lo sacó en cara como si yo no hubiera estado ahí para apoyarlo y ayudarlo. Lo que no entiendo es cómo pretendía que yo saliera diciendo que no era verdad si la que sufría, encima de todo, era yo. Hasta tuve que lidiar con un mensaje de una de las mujeres con quien lo involucraron: ¡me pedía que por favor saliera a hablar en defensa de Fonsi! ¡¿Que yo saliera a hablar de qué?! Ni salí en su defensa ni le contesté el mensaje a esa mujer que me llamó. Y lo más gracioso es que eso no me lo perdonó.

La noche antes de que me dieran el alta en Jacksonville, llegó él y bajamos juntos a Miami en carro. A los dos o tres días de regresar llamó a su asistente para que lo ayudara a buscar las cosas de la casa. Ya le habían entregado el nuevo apartamento y ya se había llevado la mitad de sus pertenencias de la casa. Ese día, mientras mudaba sus cosas, se fue en un momento y me dijo: "Vengo 'horita". Pero no volvió más. Por la noche recibí una llamada: me dijo que se daba cuenta de que ya tenía todo lo que necesitaba para quedarse en su apartamento y que no era necesario volver. Eso fue todo. Ni siquiera nos despedimos como para darle un cierre a esos años juntos de alguna manera. No tuvo la valentía de decirme en la cara que había llegado el final.

En el tiempo que transcurrió entre la separación oficial y el divorcio, hablábamos por teléfono más que todo. Él me insistía en que lo llamase si así lo necesitaba, pero esas conversaciones no me hacían bien. Sentía que no había razón para llamarlo si al fin y al cabo su decisión ya estaba tomada y no me iba a decir lo que yo más quería escuchar. Sin embargo, si él me llamaba a mí, yo contestaba. Siempre.

Lo que yo sufrí en ese último tiempo no lo compartí con nadie. Me lo tragué todo en silencio. No quería que mi familia lo supiera, no quería que su familia lo supiera, ni quería contárselo a mis amigos más íntimos. Lo más íntimo, lo más doloroso, me lo he callado y guardado en una cajita interna. Pero sin darme cuenta entré en un estado depresivo que me tomó un buen tiempo superar.

Nuevamente, como con el cáncer, no me permití expresar lo que me carcomía por dentro ni me permití sufrirlo abiertamente. Mi familia me rodeó y me acompaño de una manera constante. Nunca estuve sola. El gesto vino de un lugar de amor y apoyo, lo sé, pero el no estar sola durante casi seis o siete meses seguidos hizo que no me desahogara como necesitaba hacerlo. A solas me hubiera permitido gritar y llorar y sacar algunas cosas para afuera, aunque sea para que las escucharan las paredes de mi casa, pero ya rodeada de gente no podía hacerlo. Quizá por eso me tomó tanto tiempo procesar este evento de mi vida.

Sí, con mis amigas más cercanas logré hablar de algunas cosas, pero solo de lo que yo sentía que podía decir, no necesariamente de lo que realmente pasó. Es probable que por un lado lo hiciera para protegerlo a él, por la costumbre de proteger nuestra privacidad, por la esperanza de que quizá hubiera vuelta atrás. No quería hablar mal de él en frente de todos por si todavía existía la posibilidad de reavivar nuestro amor. ¿Y qué pasaba si él terminaba siendo el padre de mis hijos? No quería hablar mal de él. Pensaba más bien seguir el viejo dicho: "Calladita me veo más bonita". Al mismo tiempo, verbalizar ciertas cosas las vuelve más reales. Al no hablarlas también estaba protegiendo de alguna manera mi propio corazón. De todas formas, hasta el sol de hoy siento que nadie tiene por qué saberlo todo.

Durante esos tiempos, una de las pocas personas a quien le confié algunas de mis intimidades fue a mi hermana Adilsa. De mi familia, ella era la persona con quien más me desahogaba y quien más sabía lo que estaba ocurriendo en mi relación. Pero eso no me sirvió de mucho, más bien nos llevó a tener varios encontronazos. Quizá por eso también terminé callándome tanto. De pronto, en medio de mi dolor, tuve que lidiar con el enojo de mi hermana y las consecuencias de que con su rabia pudiese hablar de cosas que se debían mantener en privado. Encima, la familia de él también se quejaba y la acusaba de decir cosas que ella, a mi entender, no había dicho. Yo lo que más deseaba era mantener la paz.

Por otro lado, en privado sentía que a veces Adilsa lo defendía más a él que a mí. Me recomendaba que hiciera y dijera cosas que no me nacían. Hubo momentos en los que fue muy hiriente y dura conmigo, cuando lo que más necesitaba era una aliada. Tengo claro que su intención jamás fue hacerme sentir mal, pero eso no quita lo bailado. Llegó un punto en el que me tuve que alejar de ella; decidí no hablarle más durante un tiempo porque cuando la llamaba terminaba más lastimada que apoyada. Una vez que pasó todo y se apaciguaron las aguas, nuestra relación volvió a la normalidad, pero la verdad es que ese fue otro paso duro en medio del desastre que estaba viviendo.

No solo tuve problemas con Adilsa. Durante el proceso de separación yo sentía que las dos familias se transformaron en dos bandos opuestas y la que más sufría sus ataques era yo. Estaba atrapada en medio de ese campo de batalla sin saber adónde refugiarme. Los míos querían ayudarme pero la forma en que me decían las cosas, sumada a mi vulnerabilidad, hacía que yo interpretara sus consejos y opiniones como ataques personales. Y el bando de él pues obviamente estaba de su lado. Yo a su mamá le tengo un respeto, una admiración y un cariño inmensos —y siempre se los tendré—, pero claramente en ese caso, a quien ella iba a apoyar a muerte era a su hijo. Ingenuamente intentaba contarle algunas cosas a mi suegra pero ella solo creía lo que decía su hijo. Y no la culpo: ese es su hijo. Hay muchas cosas que ni siquiera les mencioné. Llegó un momento en el que no sabía qué más hacer. Además de que me dejaba el marido, me atacaba mi hermana, me atacaba su familia y la única que seguía sufriendo por mantener una paz imaginaria era yo.

De pronto, encima de todo, hubo un momento en el que él quiso que desmintiera cosas. Yo sentía que eso no me correspondía a mí. Y al decirle que no me llegó a sacar en cara todo lo que estuvo conmigo cuando me enfermé. ¡Qué dolor! Ahora ya ni sabía por qué había permanecido a mi lado durante esa etapa. ¿Fue por pena o fue por amor? Hoy día, mirando hacia atrás, me gusta pensar que fue por amor. Todas esas dudas que surgieron en mi mente durante el divorcio tenían más que ver con las palabras cruzadas y los enojos del momento. Todo lo lindo que hizo por mí en un momento lo deshizo por otro lado. Y en aquel instante sentí que la pérdida de su amor fue más dura que el mismo cáncer de seno. Me dio rabia con todo el mundo y al final no me podía desahogar con nadie. Esa soledad acompañada me estaba ahogando.

Lo que siguió a esa separación fue el proceso de divorcio y mi única preocupación en ese punto eran los embriones. ¿Ahora qué pasaría con esos hijos que podríamos llegar a tener? Busqué ayuda para asesorarme legalmente porque me di cuenta de que, al irse de la casa, él ya no iba a volver. Por lo único que estaba dispuesta a luchar era por esos embriones. No me interesaba su dinero, no lo necesitaba. Yo trabajaba y podía ganarme la vida sin la ayuda de nadie, pero después de mi cáncer no sabía si tendría la posibilidad de tener un hijo que no viniera de esos embriones.

Le mencioné a Fonsi que iba a asesorarme con respecto a los embriones y elegí un abogado que me recomendaron para que me representara. Dio la casualidad de que el abogado de Fonsi y el mío eran enemigos mortales. De pronto el divorcio —nuestra disolución como pareja— parecía más una pelea personal entre ellos dos.

Desafortunadamente, en esa riña de gallos la que terminó perdiendo fui yo. No me interesaba pelear por plata, solo quería luchar por lo que algún día podían llegar a ser mis hijos. Fue tal la lucha, tal el dolor, que llegó un punto en el que me di por vencida y le dije a mi abogado que ya no podía seguir luchando. Decidí que era hora de firmar y de una vez por todas terminar con todo ese asunto. Pero él me respondió: "Si tú firmas, yo no te puedo representar legalmente porque eso no me parece justo para ti".

Yo sabía todo esto, comprendía que no salía bien parada si firmaba ese divorcio, pero ya no daba más. Encima, si seguíamos luchando, lo más probable era que termináramos en la corte y lo último que yo quería era revelar todas mis intimidades para que quedaran plasmadas en un registro público. Se me había acabado la energía. La pelea tenía que terminar de una vez por todas. Se lo expliqué al abogado y, tal como me lo había advertido, renunció a mi caso. Así que en medio de toda esa angustia no solo le tuve que pagar por sus servicios sino que tuve que buscarme otro abogado para terminar de llevar a cabo el divorcio.

Y con el dolor de mi alma, lo firmé.

Un día sonó el teléfono y era Fonsi diciendo que quería pasar a verme porque tenía algo que decirme y algo para darme en persona. Colgué y lo único que me imaginé fue buenas noticias. De pronto se me llenó el corazón de una ilusión que pensé había perdido. ¿Se acercaba la oportunidad de ser madre?

Acordamos un día y una hora, y cuando llegó a mi casa nos fuimos a hablar al balcón; en la casa estaba mi sobrino y luego llegarían mi maquillista y peluquero porque tenía una grabación más tarde. Quería asegurarme de que podíamos hablar en privado, pensando que sería sobre ese tema tan sensible. Sensible sí fue, eso seguro, pero totalmente inesperado. Resultó ser que lo que venía a entregarme era su disco nuevo. Pero la bomba me explotó con la noticia que me venía a dar: Fonsi iba a ser papá. Quiso decírmelo en persona porque estaban por sacar un comunicado de prensa y no quería que me agarrara desprevenida. Aquel golpe, debo confesar, todavía me duele en el alma. Ver la facilidad con la que él podía seguir adelante con su vida —mientras yo esperaba ansiosa para ver si podía rehacer la mía— me dejó boquiabierta.

Cuando se fue de la casa, la noticia ya estaba siendo anunciada por televisión. Ese fue uno de los pocos días en los que me permití llorar y gritar abiertamente en frente de personas, sin pensar cómo les afectaría a ellos. Siento que fue la primera vez que demostré tanta debilidad y vulnerabilidad en público. ¡Qué dolor, qué rabia, qué coraje, qué todo! Él en el fondo sabía que no sería una conversación fácil de digerir, así fue que antes de llegar a mi apartamento llamó a una amiga para asegurarse de que yo tuviera apoyo. Al no encontrarla, llamó a mi otra amiga y mánager, quien ya estaba en camino por el compromiso de trabajo que teníamos ese día. Tenía razón: esa charla me revolvió todo por dentro, como si nuevamente estuviéramos pasando por el divorcio. Lo que sentía era la necesidad de gritar, gritar, gritar y hacer cualquier cosa para sacarme esa sensación tan desgarradora.

Luego de recibir ese baldazo de agua fría, pegar esos gritos y derramar esas lágrimas, tuve que hacer lo posible para recomponerme y seguir adelante ya que tenía un compromiso de trabajo al que no podía fallar. Me maquillaron, me peinaron y partí con mi mánager a la grabación de ese día, con la mejor sonrisa que pude asomar en mi rostro y lista para dar lo mejor de mí, sin importar cuáles fueran mis circunstancias personales.

Curiosamente, lo que estaba yendo a grabar era un segmento para el programa *Viva la familia* de Todobebé, al que me habían invitado para entregarle un reconocimiento a una señora que había sobrevivido al cáncer y que luego se había dedicado a crear conciencia y a ayudar a otros que estaban pasando por la enfermedad.

Gracias a Dios no era un medio de chismes; si ese hubiera sido el caso, habría cancelado porque no estaba nada preparada para responder ese tipo de preguntas con la noticia tan fresca. Ha pasado casi un año desde que recibí esa noticia y dos años desde el divorcio, y todavía me resulta difícil responder ciertas preguntas.

Hace poco, en Puerto Rico, un periodista que me estaba entrevistando me preguntó: "¿Ya conociste a la bebé de Luis Fonsi?".

En el microsegundo que transcurrió me pregunté: "¿Qué contestó?". Lo primero que me nació fue mandarlo al diablo pero ese es un lujo que, dentro de mi carrera, uno no se puede dar tan fácilmente. No sabía qué decir. No quería responder algo que me hiciera quedar mal a mí, no lo quería dejar mal a él y quería que fuese algo digno de respeto.

Lo único que se me ocurrió fue decir: "Ay, pero qué pregunta más indiscreta", y me di media vuelta y me fui.

Lógicamente, todos estos acontecimientos me llevaron a pensar si realmente valía la pena seguir en esa lucha para tener a esos bebés. ¿Para qué tener un hijo con alguien que no quiere tenerlo conmigo? Yo quiero un hijo para ser feliz y para hacerlo feliz, no para causar aún más problemas. Y si hacerlo de esa manera me va a traer más problemas que felicidad, pues mejor no hacerlo.

En cuanto a tener hijos por mi cuenta, pues los doctores no me dan mucha esperanza: los exámenes muestran que no es demasiado probable que pueda ocurrir. Claro que siempre puede ocurrir un milagro, de eso no hay duda, pero a nivel científico no parece muy posible. He pasado hasta ocho meses sin que me llegue la menstruación. Además, mis niveles de estrógeno y progesterona son bajitos porque la medicina que tomo para evitar recaer en otro cáncer me baja estas hormonas. Si quedo embarazada, me arriesgo a que me vuelva el cáncer porque lo que uno más necesita y segrega durante un embarazo es estrógeno y progesterona. Lo difícil también sería tener que volver a dejar de tomar las pastillas para el tratamiento del cáncer. Ya hice esto una vez, dos años después de finalizar mis sesiones de quimioterapia, para ver si lograba quedar embarazada de manera natural con Fonsi. En esa época nosotros todavía estábamos pasando por un buen momento. Pero la prueba no funcionó. No tenía períodos normales, ya tenía más de treinta y cinco años, había pasado por el proceso de quimioterapia… En fin, no era tan fácil y no se dio.

Sigo tomando las pastillas para el tratamiento del cáncer llamadas Tamoxifen, que normalmente se toman por cinco años, pero como yo las interrumpí por un año para ver si quedaba embarazada, debo ahora recuperar el tiempo perdido para cumplir los cinco años completos de tratamiento y remisión.

Me han preguntado si me arrepiento de no haber seguido con el primer abogado. Y sí, me arrepiento de no haber escuchado al abogado, pero también sé que me sentía entre la espada y la pared. En fin, Diosito sólo se encarga y Diosito sólo sabe. ¿Fue justa la forma como terminó todo eso? Pues no. ¿Me arrepiento? Sí. ¿Lo hubiese hecho de otra manera? No, porque me negaba a ir a la corte.

EL FIN DE MI RELACIÓN con Fonsi fue, para mí, un momento tormentoso. Pensar en salir con alguien nuevo entre todas las idas y venidas del divorcio me creaba un poco de ansiedad. Sin embargo, encontré el remedio perfecto.

A la novia de un gran amigo puertorriqueño a quien conozco hace muchos años, se le ocurrió que sería bueno que yo conociera a un muchacho con quien ella trabajaba. Según ella, quizá podíamos colaborar en un trabajo. Así fue que un buen día nos invitaron a ambos a un juego de los Miami Heat y luego a una cena, junto con un grupo de personas. Esa noche nos conocimos, charlamos un rato y ahí quedó la cosa.

Al día siguiente mi amigo me llamó para comentarme que el muchacho estaba interesado en llamarme y quería mi número de teléfono. Lo primero que le pregunté fue si su interés era por trabajo porque, de lo contrario, a mí no me interesaba. Mi amigo me confirmó que sí, que era por trabajo, así que le dije que no había problema con que le diera mi número. Me llamó y salimos a comer y, bueno, entre la labia del trabajo y su excelente sentido del humor, terminamos saliendo varias veces más.

Ese hombre conquista con la palabra. No te roza la mano ni te toca la espalda, él simplemente habla. Y sus palabras a mí me resultaron tan interesantes que caí como abeja al panal. Yo no conocía bien su historia y como él la cuenta con ese encanto que tiene, te terminan dando hasta ternura detalles que, de lo contrario, te causarían mucha impresión. Y, aunque yo todavía me encontraba muy afectada por mi divorcio, me dejé conquistar.

Ahora me doy cuenta de que ese muchacho llegó en el momento más oportuno, cuando la soledad me abrumaba. Fue el salvavidas del que me aferré para salir a flote. No estaba enamorada, me gustaba, me sentía intensamente atraída hacia él y simplemente me dejé llevar por el agua de sus palabras y su cariño. Sin embargo, al poco tiempo me di cuenta de que era un hombre bastante mujeriego y de pronto me vi cayendo en el mismo patrón del pasado, algo con lo que yo en realidad deseaba romper. Comencé a sentir ciertas cosas que no deseaba volver a sentir. Me revolvía demasiado dolor. Por eso, al cabo de un tiempito, dejé de salir con él. Esa relación terminó en noviembre, o por lo menos pensé que había terminado. De pronto, durante las navidades de ese mismo año en Puerto Rico, apareció él. Se presentó de sorpresa en casa de mi hermano, a quien había conocido anteriormente.

Para explicar mis acciones, primero debo aclarar que la atracción que había entre nosotros era muy fuerte, y en ese momento me nubló la vista. Ese hombre me había hecho sentir cosas que hacía demasiado tiempo no había sentido. Quizá era justo lo que necesitaba —sí, definitivamente era lo que necesitaba— ya que venía de una relación en la que esa parte se había acabado hace mucho. De pronto, encontrarme con alguien que se preocupaba por cómo me estaba sintiendo, fue la luz al final del túnel oscuro en el que me encontraba después de mi divorcio. Me hizo sentir como una reina. Y con todas las inseguridades que tenía, después de Fonsi fue la primera persona que me vio sin mis propios senos. No me pudo haber tocado mejor persona con quien pasar esa barrera. Al principio no me animaba a sacarme el sostén al frente de él, no me atrevía a que me viera con mis cicatrices de guerrera. Pero me hizo sentir tan deseada —sensación que casi había olvidado—, me brindó tanta confianza y se aseguró de tal manera de que yo me sintiera bien y disfrutara, que finalmente conquisté mi miedo y pude sentirme bien mostrándole mi cuerpo. Fue todo un caballero y me ayudó a salir de un lugar en el que me encontraba atascada desde hacía mucho.

Entonces, al verlo parado en la entrada de la casa de mi hermano en aquella Navidad, la razón se fue por la ventana y nos volvimos a juntar. Habremos durado unos cinco meses más pero, desde ese momento, yo en realidad ya sabía que no era lo que buscaba en una relación. El día de mi cumpleaños número cuarenta tuvimos un gran desacuerdo que desató el final de la relación. No obstante, siempre le estaré agradecida por hacerme sentir toda una mujer nuevamente.

A LO LARGO DE LOS años, lo que siempre me ha servido de gran apoyo tanto en los momentos malos como en los buenos son mi fe y mi actitud positiva ante los altibajos de la vida. Esa fortaleza, esa fe y esas ganas de vivir —así como el apoyo incondicional de mi familia— me han ayudado a salir adelante de los golpes que tuve que vivir. Una buena actitud ante todo, tarde o temprano, siempre rinde buenos frutos. A veces no entiendo por qué me toca enfrentar ciertas pruebas en la vida, pero me toca, y prefiero darles la cara con una sonrisa y empujar hacia adelante que rendirme en son de víctima.

Dentro de todo, y por más dolor que me haya causado, Fonsi quizá cumplió su función en mi vida. Tal vez Dios me lo puso en el camino como pilar durante mi camino por el cáncer. Para brindarme ese apoyo y amor esencial que yo requería en ese momento para salir de la enfermedad. Siento que debo intentar olvidar lo demás, lo doloroso, porque durante esa crisis de salud estuvo ahí, y por eso le estaré agradecida de por vida.

Ahora que lo pienso, quizá él ya no estaba tan enamorado como antes cuando nosotros nos casamos. Quizás se sintió comprometido por haberme hecho una promesa de matrimonio antes de que me enfermara. No dudo de que me haya querido en ese momento, pero ya no estoy tan segura de si estaba realmente enamorado. Sea lo que sea, igual no me arrepiento de haberme casado porque yo sí estaba enamorada y esa decisión en aquel momento me nació del fondo de mi corazón. También tengo claro que la enfermedad me afectó y me cambió, que yo también dejé de ser la que era antes. Perdí la seguridad, perdí mi autoestima, me perdí. Siempre mantuve el buen ánimo, siempre contenta, siempre demostré deseos de salir adelante, pero algo de la esencia de lo que era yo antes, de la que él conoció años atrás, cambió. La fortaleza abismal que demostré tener durante mi enfermedad pudo haber agotado mis recursos emocionales. Indudablemente ambos cambiamos y claramente tomamos caminos que, en vez de unirnos, nos separaron.

¿Sufrí? Sí. Pero la realidad es que él no es un mal hombre. No creo que todo lo que haya podido vivir, todo lo que haya podido sufrir, me lo haya hecho a propósito. Simplemente no supo cómo manejar lo que sentía y sin querer me terminó hiriendo.

La verdad es que es muy difícil dejar todo atrás y buscar rehacer mi vida sin saber bien por qué se desmoronó mi relación anterior. Pero debo seguir caminando y buscarme la vuelta, quitarme esa inseguridad de encima y bajar las defensas para volver a sentir lo que me merezco sentir.

Después de haber vivido una relación tan importante, a veces me pregunto cuándo pasará ese sentimiento de amor por la otra persona. Me doy cuenta, sin embargo, de que no pasará. El amor es así, se te instala en el corazón y nunca se va del todo. Lo voy a querer toda la vida. Él siempre será importante para mí. También he visto cómo ese amor se ha ido transformando en otro, en uno quizá menos fuerte, pero siempre presente. Eso me ha creado el espacio en mi corazón para abrirme a algo nuevo.

También estoy tranquila con las decisiones que he tomado en mi vida. No me arrepiento de lo vivido pero tengo claro que nunca más podría volver atrás. El hombre del cual me enamoré perdidamente ya no existe y el que ahora está en su lugar ya es una persona diferente; no es con quien elegiría pasar el resto de mis días ni quien querría como padre de mis hijos. Probablemente a él le pase lo mismo. Yo tampoco soy la misma mujer de la que él alguna vez estuvo enamorado. Muchas veces uno se aferra a un recuerdo y no se da cuenta de que es simplemente eso: un recuerdo. Ya no existe. Ahora tengo la oportunidad de ser feliz de verdad otra vez.

14

¡Mira quién baila ahora!

Después de hacer Alma de hierro y Bajo las riendas del amor *llegó la novela que menos esperaba: mi divorcio en la vida real.* Para lidiar con ese momento de mi vida sentí la necesidad de acurrucarme y volverme a guardar en un caparazón. Esto, con el fin de darme el espacio que necesitaba para comprender la nueva etapa que me tocaba vivir, de la misma forma como lo hice cuando me enfermé. En el momento en que me sentí preparada para salir de nuevo a enfrentar la realidad, me cayó del cielo la invitación a participar en *Mira quién baila.* Pero para llegar a eso tuve que por fin caer en cuenta de que necesitaba un apoyo profesional para sobrepasar todos los golpes que me habían caído encima dentro de un período de tiempo relativamente corto.

Ni cuando me enfermé ni cuando me divorcié busqué la ayuda de un profesional. Pero como pasó el tiempo y seguía tan deprimida me di cuenta de que ya no podía seguir adelante sola. Así fue que busqué ayuda y comencé terapia. Como ya se sabe públicamente y he dicho tantas veces, yo siempre trato de verle el lado positivo a todo. Yo pensaba que sola podía con todo, por eso me costó tanto darme cuenta de que en realidad necesitaba ayuda a gritos. Esa ayuda me dio las herramientas para comprender todo lo que había vivido desde un punto de vista emocional. Aun teniendo esa cantidad de amor y apoyo de mis seres queridos, si uno no está listo para enfrentar lo que siente, la sensación de ahogo nunca desaparece del todo.

Al reconocer y finalmente aceptar desde un punto de vista emocional lo que me había pasado, logré salir mucho más fuerte de lo que esperaba. Tuve la suerte de caer en manos de un señor maravilloso, quien casualmente fue la primera persona en notar que detrás de mi sonrisa se escondía un dolor muy profundo.

La primera dama de Quintana Roo, Narcedalia Martín de González, y el hospital Baptist de Miami me habían invitado a una charla en México sobre el cáncer en la que también participarían médicos y este psicólogo maravilloso que se especializa en las adicciones. Acepté, y en el avión de ida muchos coincidimos y nos conocimos en el viaje. Entre charla y charla, el terapeuta nos extendió una invitación a pasar por la playa para que hiciéramos *chi kung* todos juntos. El *chi kung* consiste en una variedad de técnicas relacionadas con la medicina china tradicional que se concentra en la mente, la respiración y el ejercicio físico. Me llamó la atención y decidí ir, pero al llegar noté que fui la única que apareció. Eso, sin embargo, no me quitó las ganas de practicar el *chi kung* y probar algo nuevo. Lo que no sabía era que me revolvería tantas emociones escondidas. Cuando llegó el momento de meditación, no aguanté más y me solté a llorar. En medio del llanto le confesé por primera vez a un extraño que estaba separada y al instante me dijo que podía contar con él, que no dudara en llamarlo.

Tardé dos años en hacer esa llamada. En el fondo me daba terror hacer una cita con él porque sentía que tendría que enfrentarme con mucho de lo que quería olvidar. Además, previamente a esa llamada yo pensaba que podía lidiar con todo sola. Que no necesitaba la ayuda de nadie. Ya había pasado mi cáncer, el de mi mamá, mi separación, pero la verdad es que había algo dentro de mí que no estaba bien. No estaba feliz. Y el tener que disimular en frente de la gente cada vez me costaba más trabajo. Pero mis amigas lograron ver a través de mi sonrisa. Hacía tiempo se habían dado cuenta de que había dejado de salir y notaban que mis ojos lucían tristes. En muchos momentos se animaron a recomendarme que buscara ayuda, me decían que seguro el apoyo me haría bien. Sabían que yo no quería hablar de todo lo sucedido pero pensaron que quizá en una terapia me animaba a abrirme y por fin sacar todo lo que llevaba acumulado por dentro. Finalmente tomé ese paso, llamé a ese psicólogo y para mí fue pasar de la noche al amanecer de un nuevo día.

Con él logré comprender muchas cosas y descubrí muchos miedos e inseguridades que antes, por mi cuenta, no había logrado identificar. Ese miedo a no hablar, a no decir las cosas, ¿es por respeto a la otra persona o es por miedo a un rechazo? Aprendí que yo busco justificar a las personas que me han hecho daño pero ¿por qué? Hacerme esas preguntas en voz alta y enfrentarme a ellas no fue fácil pero sí resultó ser un gran alivio. Ciertos cuestionamientos todavía me cuestan por el miedo a lo que pueden ser las respuestas. Todavía me falta explorar más para lograr salir de más dudas, pero por lo menos siento que di el primer paso.

Algunos miedos no te paralizan en el día a día —por eso son tan difíciles de reconocer— pero al hurgar un poco puedes descubrir que sí son paralizantes porque trancan tu crecimiento interno. A mí me pasó. Con mi enfermedad no me paralicé porque tenía el amor de mucha gente, que necesitaba en ese momento. Sin embargo, cuando me tocó pasar por el divorcio, una de las personas más importantes de esa gente que estuvo conmigo ya no estaba. Y no solo no estaba sino que era la razón principal del siguiente golpe. ¿Cómo salir adelante ahora?

Descubrí que la felicidad depende de mí. Esto lo sabía y lo reconocía, pero al estar enamorada puse mi felicidad en las manos de otra persona. Grave error. Y no es culpa de la otra persona. He aprendido que eso es simplemente algo que uno no debe hacer con nadie. En algún momento de mi relación con Fonsi me olvidé de mí. Todo se trataba de complacerlo a él. Esto no fue su culpa, fue mía, y así fue. Mi felicidad pasó a ser la suya. Dejé la mía de lado. Cuando de pronto descubrí que ya no tenía ni mi felicidad ni la suya, se me derrumbó el mundo. De a poco me fui apagando yo solita. En realidad, yo tampoco era feliz en mi matrimonio y en la vida que tenia con él, pero no quería aceptarlo.

En mi terapia aprendí que es posible hablar sobre los miedos e inseguridades de ambas personas sin necesidad de pelear. Ahora por fin siento algo de paz. Me encuentro más tranquila. Es como si hubiese vuelto a encontrar una Adamari que se había perdido desde hacía mucho tiempo, desde antes de mi enfermedad. Mi felicidad ya no depende de mi novio ni de mis padres. Ellos la complementan pero ya no la manejan. Ahora he vuelto a sentirme feliz conmigo misma.

CUANDO AL FIN ME SENTÍ preparada para volver al mundo laboral y enfrentar a los medios, me llegó la oportunidad de participar en el programa *Mira quién baila*. Mucha gente me aconsejó que no aceptara esa oferta, que mejor buscara participar en una nueva novela, pero tuve una corazonada que me impulsó a decir que sí. Además, me gustaba la idea no solo de bailar sino de bailar con un propósito: para ayudar a la organización benéfica de mi elección —Susan G. Komen for the Cure, una fundación que lucha contra el cáncer de seno.

Bailar siempre me ha gustado, aunque profesionalmente nunca lo había hecho. De niña fui a clases de baile y las disfrutaba muchísimo. Luego, de más grande, me metí en clases de Zumba, probé alguna clase de salsa y siempre me llamó la atención el baile. Me gusta como ejercicio porque tonifica mi cuerpo y me entretiene, cosa que hace que el tiempo pase más rápido.

Un día *Despierta América* me invitó a participar en un nuevo segmento que inauguraban llamado VIP, que consistía en una hora extra de programa. Al salir de esa grabación me llevaron a la oficina de uno de los ejecutivos de Univision y me hablaron del programa *Mira quién baila*. Yo había visto la temporada pasada y me gustaba el programa, así como *Dancing with the Stars* y el programa en México llamado *Bailando por un sueño*. Además, hacer algo por una causa me interesaba mucho, así que la oferta me llamó la atención desde el primer momento. Desde esa charla nos mantuvimos en comunicación y finalmente terminamos de concretar.

Puedo decir que participar en el programa ha sido una de las mejores experiencias de trabajo que he tenido, aunque debo confesar que los horarios fueron arrasadores porque paralelo al programa debía cumplir con la promoción de *Save Lids to Save Lives*, la campaña de Yoplait contra el cáncer de seno. Hacía mucho que no estaba tan ocupada pero estaba haciendo lo que me gustaba, estaba feliz conmigo, con el trabajo y con lo que me rodeaba.

La campaña de *Save Lids to Save Lives* es realmente una bendición. Poder salir de gira a conocer a algunas de las muchas mujeres que han sido afectadas por el cáncer de seno, brindarles aunque sea un minuto de fortaleza y apoyo, y ayudar a recaudar fondos para que sigan investigando sobre esta enfermedad, es una oportunidad increíble. En esos eventos hay mujeres que me cuentan que gracias a mi historia se han ido a revisar o le han dicho a sus madres que se vayan a revisar. Otras me confiesan que les da miedo ir al médico por si descubren algo anormal, algunas me cuentan que acaban de ser diagnosticadas y que se van a operar la siguiente semana. Algunas mujeres me han dicho que, como sabían que se venía ese evento, se fueron a revisar y así descubrieron la enfermedad a tiempo. Otras, sin embargo, todavía están negadas a que algo así les pueda pasar y por lo tanto no se revisan. En fin, cada cuento de cada mujer me demuestra la importancia y el poder de crear conciencia, de hacerles llegar el mensaje a todas de lo primordial que es hacerse los chequeos médicos regulares y de lo esencial que es hablar abiertamente sobre esta enfermedad. Cuanto más vociferemos nuestros miedos, dudas, hallazgos y experiencias, más nos podremos ayudar.

Durante la campaña me tocaba viajar todas las semanas a una de nueve ciudades diferentes. Por más que no me alcanzaban los días de la semana, poder de pronto estar promocionando esta campaña que también beneficiaba la causa de Susan G. Komen for the Cure resumía lo que más me importaba: brindarle ayuda a la gente para sanarse y seguir su vida.

Una semana típica para mí se desenvolvía de la siguiente manera: el show salía al aire el domingo por la noche. El lunes en la mañana descansaba. Al mediodía llegaba Javier "Poty" Castillo, el coreógrafo del programa, para enseñarles las coreografías a los bailarines y mi ensayo comenzaba a las tres de la tarde. Ensayaba una horita para comenzar a aprenderme el baile de la semana, luego pasaba a grabar un video con Poty —las escenas que se pasan antes de cada baile— y con eso se me acababa el ensayo del día. El martes me dedicaba a ensayar y a aprenderme bien los pasos porque no tenía otro compromiso más que ensayar. Luego el miércoles ensayaba dos horas antes de partir al aeropuerto para viajar a la ciudad que me tocara para promocionar el evento de *Save Lids to Save Lives* en la prensa. Al día siguiente, jueves, me levantaba temprano para ir a la radio y seguir promocionando el evento e invitar a la gente a que fuera al supermercado a la firma de autógrafos. También visitaba los periódicos que pudiese visitar y, al día siguiente, participaba en el evento. El viernes había otra firma de autógrafos y otra visita a los medios, y esa tarde o el sábado tempranito ya estaba montada en otro avión, de regreso a Miami para llegar a los ensayos generales que se hacían desde las once de la mañana hasta las ocho de la noche. Finalmente, el domingo había que presentarse en el estudio de grabación a las nueve de la mañana para hacer el show. Y de domingo a lunes era el tiempito que me quedaba para descansar y hacer las diligencias personales antes de comenzar el ciclo de la semana entrante.

Como no tenía tanto tiempo de ensayo como me habría gustado, lo que hacía era grabar el baile a comienzos de la semana con mi iPad desde diferentes ángulos; así podía revisarlo bien mientras estaba de viaje y aprenderme cualquier paso o detalle que no había podido captar durante el ensayo. También usaba el iPad para practicar durante los viajes en los ratos que tenía libres. Practicaba en el cuarto y hasta a veces hacía que la gente participara en los eventos, enseñándoles algún pasito del baile de esa semana. Nos divertimos un montón. Yo sabía que iba a disfrutar el programa pero nunca imaginé que sería así de divertido.

Cuando comencé *Mira quién baila*, no estaba buscando nada con nadie. Yo estaba disfrutando de mi soledad y me había presentado al show simplemente para disfrutar de la experiencia. Jamás pensé que saldría ganadora del programa y ganadora en el amor.

La segunda semana me pusieron a bailar el tango con Toni Costa. Nos llevamos muy bien de entrada. El día de la grabación nos tocaba presentar el baile juntos. El grupo había estado bromeando con que en el baile yo terminaba muy cerca de él y nos molestaban diciendo: "¡No se vayan a besar, eh!". De pronto fue como si se le hubiese iluminado una lamparita a Javier "Poty" Castillo, el coreógrafo del programa. Enseguida se llevó a Toni a un lado y le dijo: "Al final, bésala". Como yo no sabía nada al respecto, Toni me dijo justo antes de entrar a la pista a bailar que no quería faltarme al respeto, por lo que sintió la necesidad de comentarme que Poty le había dicho que me besara al final del baile. Me pareció dulce su cuidado y le dije que si Poty se lo había pedido, que así fuese. No tenía ningún problema. Cabe destacar que a estas alturas todavía no había pasado nada entre nosotros. Simplemente éramos compañeros de baile que nos llevábamos bien. Eso era todo. Yo en ese momento estaba tan ocupada entre ese programa y mis otros compromisos que casi ni tenía tiempo de ensayar, menos aún de estar coqueteando.

Después de nuestro breve intercambio de palabras acordamos hacer lo del beso y bajamos al escenario a bailar. Todo estaba saliendo de maravilla hasta que llegó el final. El baile finalizó y mi último paso me dejó en los brazos de Toni; ahí cerraríamos con broche de oro supuestamente, dándonos un besito. Yo estaba lista pero Toni no terminaba de acercarse para besarme. Lo notaba dudoso. Y yo pensaba: "O lo beso yo o me besa él, pero esto lo tenemos que terminar ya". De repente, en cuestión de microsegundos, vi cómo su boca intentó acercarse a la mía tímidamente y, al sentir que sus labios ya estaban casi pegados a los míos, me acerqué lo que faltaba y nos unimos en un beso.

Jamás imaginamos el furor que causaría esa escena. Y de una manera similar a la de aquel beso que me di con mi compañero de trabajo más de veinte años atrás, ese beso también causó furor entre nosotros. La unión de nuestros labios despertó una curiosidad y una atracción de la que antes no nos habíamos percatado.

Lo que siguió fueron inocentes intercambios de correos electrónicos y mensajitos de texto en los que ambos demostramos interés en conocernos mejor. Unas semanas más tarde decidí finalmente salir a comer con el grupo después del programa, cosa que no hacía casi nunca por el agotamiento que me caía encima los domingos después de la corredera de mi semana y la filmación del show. Se había vuelto una rutina ir a comer a Ludos después del programa porque, como se filmaba solo unas horas antes de salir al aire, en la pantalla de ese restaurante se podía ver cómo había quedado. Toni y yo no nos habíamos vuelto a ver desde nuestro famoso tango. Nuestros horarios de ensayo eran diferentes y en la semana yo tenía que irme de viaje por trabajo. Esa noche, después de comer, algunos de los bailarines se vinieron a mi casa y el último en irse fue Toni. Al finalizar la noche terminamos despidiéndonos con otro beso, esta vez mucho más íntimo. Nos nació darnos el beso sin que nadie nos indicara que sería bueno hacerlo. Ahí comenzó nuestra historia de amor.

Con Toni no solo fui descubriendo a una persona muy buena,

cariñosa y atractiva: con él encontré una pareja que me brindaba la tranquilidad, la confianza y la seguridad que me habían faltado en mis dos relaciones anteriores. Hace mucho que no sentía lo que siento cuando estoy con él. Me encanta cómo se preocupa por mí, me encanta que me da el espacio para ser quien soy, me encanta no sentir obligación por desvivirme y dejar de lado quien soy por una relación. Antes, mi frase más usada era: "No, lo que tú quieras", y ahora en muchas ocasiones soy yo la que toma ciertas decisiones, lo que resulta súper refrescante para mí. Aprendí que si quiero que me lleven al lugar que quiero, lo tengo que decir. Quedarme callada no sirve. Y ahora me siento cómoda vociferando mis deseos y opiniones sin culpa y de buena forma.

Me siento tranquila, realmente estoy muy contenta y a gusto en esta relación. Él es muy bueno, sé que me aguanta mucho, pero siempre me hace sentir querida e importante. Él desea que yo me sienta satisfecha en todos los aspectos de mi vida. No se trata solo de él, se trata de nosotros. Y ese es un cambio increíblemente bienvenido a mi vida.

He tenido la fortuna de contar siempre con el cariño y apoyo de la familia de mis novios, y en este caso es igual. Su familia es cariñosísima conmigo y yo siento ese mismo cariño por ellos. La relación entre sus padres es muy saludable, llevan muchos años juntos, el señor se ocupa de su esposa de la misma manera que ella se ocupa de él; es recíproco. Tienen una academia de baile a la cual van juntos y disfrutan hacer vida en familia. Siento que esa relación es un ejemplo muy bonito y sano para Toni, cosa que me da un buen augurio para nuestra relación. Es lo que yo deseo vivir con una pareja.

A mí no me importa cuánto gana mi pareja ni cuál es su profesión con tal de que esté feliz con lo que hace. Toni es bailarín, pues que baile. Nada me hace más feliz por él. No tiene que ser millonario, lo que me importa es que tenga un interés y se pueda mantener. Yo no quiero depender de nadie ni quiero que nadie dependa de mí hasta tener un hijo. Ahí sí, pero mientras tanto no puedo ni quiero criar a un adulto ni espero que nadie me críe a mí. Lo tengo clarísimo y él también lo comprende y valora, cosa que nos une aun más.

Con Toni soy feliz, soy yo sin miedos ni inseguridades. Por primera vez siento que puedo expresar libremente lo que quiero y lo que no con amor y respeto. Realmente estamos viviendo una relación llena de amor, sonrisas, complicidad y deseo de estar juntos.

Una de las cosas que he redescubierto a través de mi tiempito sola y de esta nueva relación es la paz interna. Esté en pareja o no, yo estoy feliz. Si estoy con el que amo o con mi familia, más contenta me pondré, pero ahora tengo claro que si estoy sola también estoy contenta. Quizá me tocó pasar por todos esos golpes para volver a encontrarme a mí misma. Me había perdido internamente hacía mucho más tiempo de lo que yo creía, sin darme cuenta. Pero me he vuelto a encontrar y he vuelto a ser feliz.

Estoy segura de lo que siento. No tengo prisa, estoy enamorada y siento que ahora mismo no me hace falta nada más. No sé que pasará mañana, ni pasado mañana, ni al día siguiente, pero hoy estoy súper bien. Antes de mi cáncer vivía una vida mucho más planificada pero ahora lo que quiero es disfrutar y no angustiarme por nada. A veces me visualizo y proyecto cosas que deseo que pasen, pero mi vida ya no gira alrededor de eso. Si voy a vivir solo para pensar en el futuro y lamentar el pasado, ¿qué pasa entonces con el presente? Después de mi cáncer, después de la enfermedad de mi mamá y de los problemas de salud de mi papá —saber que ambos ya están grandes y que entran y salen del hospital con más frecuencia de lo que uno quisiera— y después de haberme divorciado, ay no, ya no quiero más problemas. Quiero vivir el hoy y disfrutarlo porque si algo he aprendido es que mañana no sé qué va a pasar.

A PESAR DE DISFRUTAR CADA instante de *Mira quién baila* y descubrir un nuevo amor, no fue todo color de rosa. Con mi carrera he aprendido a manejar las preguntas difíciles durante una entrevista pero a veces uno se deja llevar por la espontaneidad y se escapan palabras de más que luego no sabes cómo desdecir. Mientras rodaba *Mira quién baila* me di cuenta de que hablé sin pensar y eso causó otro furor en los medios.

Los productores del programa le asignaron una canción de Luis Miguel a Stephanie Salas para su siguiente coreografía, siendo Luis Miguel su ex. Ella ensayó los pasos y se aprendió el baile, pero al final decidió que no la iba a bailar en vivo. Estaba dispuesta a bailar la coreografía pero con otra canción, no con esa. La siguiente semana me hicieron lo mismo a mí, aunque yo ya les había expresado que no bailaría una canción de Fonsi. Pero esta vez me dispararon la pregunta en vivo, justo después de terminar un baile, con la adrenalina a todo dar. Me preguntaron si bailaría una canción cantada por Fonsi en vivo en el programa. Y mi respuesta espontánea fue: "Claro, ven a cantar aquí y yo bailo para ti". Tan pronto terminé de decir "para ti" me dije: "¡Acabo de meter la pata!". Ese "para ti" estaba demás. En ese calor, en ese momento, buscar la respuesta justa era difícil. Los medios hicieron un festín con mi desliz.

Fonsi no dijo nada hasta la entrevista que dio en *Don Francisco*, donde no tuvo otra que contestar la pregunta: "Yo no tengo que ir a cantar para que baile, para demostrar lo mucho que la quiero y lo mucho que la apoyo. No es saludable seguir promoviendo un matrimonio y una relación que ya terminó. Sacarle provecho a eso por el simple hecho de que sea buena televisión no es el camino que yo quiero recorrer". Y luego en *El Gordo y la Flaca* me mostraron ese clip y me preguntaron si a mí me habría gustado que fuera a cantar. Yo dije: "Está en lo correcto. Pero yo estoy allí para bailar y, si me tocaba que él cantara, yo por supuesto bailaría".

Luego, al final del programa, justo antes de bailar, en vivo, el conductor leyó un mensaje de Fonsi por Twitter: "Suerte, Adamari López. Esta noche voy a ti". Yo di mi mejor sonrisa e hice todo para controlar mis emociones y seguir enfocada en el baile por delante; dejé mi alma en esa pista de baile.

La final me llegó de sorpresa. En programas como ese, el apoyo de la gente es esencial, pero todos deben dar el paso de llamar para votar por el que les gusta. El apoyo solo es divino pero no te lleva a la siguiente ronda. Entonces, si eres favorito del público, a veces pueden sentir que no necesitan votar porque ya estás cubierta. Eso es lo que crea la incertidumbre de semana en semana. Aunque seas favorito, no necesariamente quiere decir que vas a ganar.

La lluvia de cariño que recibí de la gente me recordó el apoyo que sentí cuando pasé por los golpes de mi vida, pero en esta ocasión era por algo positivo. Sentía que las personas estaban a mí lado alentándome y celebrando el logro de ir pasando cada ronda de la competencia poco a poco hasta llegar al final. No lo podría haber logrado sin ellos. Y estaré siempre agradecida, porque con cada paso hacia la final, más cerca estaba de ganar el premio para Susan G.

Komen for the Cure. Todo en mi vida seguía teniendo un propósito, una razón.

Durante el último programa estuve bien nerviosa. No sabía cuál sería el resultado. Por poco había quedado nominada hacía poco. A esa altura, cualquiera de los finalistas podíamos llevarnos el premio. Para la grabación de ese último programa vinieron a alentarme en persona mis tres hermanos y mi sobrina Adilmarie con su esposo. Fue tan lindo tenerlos ahí, apoyándome durante un momento tan lindo, después de haberlos tenido siempre como pilar de apoyo durante mis golpes más duros. Los únicos que faltaban eran mis papás pero yo no esperaba verlos ahí. Pensé que la sorpresa que me darían en el programa sería la presencia de los hijos de Adilmarie, a quienes adoro como si fueran míos. Además, mi papá acababa de sufrir otro episodio de salud y, según lo que yo tenía entendido, no podía viajar todavía.

Ya a pocos minutos de la final, empecé a mirar a los otros dos finalistas. Sentía que Priscila Ángel tenía mucha más técnica bailando que yo y que tenía muy buenas posibilidades de ganar, no solo por eso sino por ser mexicana: con su dulzura gozaba de ese público tan leal y amplio. Erik Estrada también era otro muy buen contrincante porque era súper carismático y tenía a su favor que mucha gente mayor votaba por él. Yo deseaba ganar pero sabía que sería difícil. A esas alturas, cualquiera podía salir ganador.

De pronto llegó el final y el conductor anunció que yo era la ganadora. El anuncio me tomó tan de sorpresa que alcé mis brazos con la emoción ¡y por un segundo pensé que se me había salido un seno! Por eso en la grabación se ve cómo al instante de alzar los brazos me doy la vuelta para asegurarme de que no tuve un desliz inesperado. Al verificar que todo estaba en su lugar volví a mirar al público de frente y seguí festejando. Pero de pronto vi que sacan a Papi y a Mami al escenario y comencé a llorar de la emoción. No lo podía creer. Fue una sorpresa divina. Quién hubiera dicho, seis años atrás, que estaría viviendo un momento tan completo y feliz por una causa tan allegada a mi corazón. Y encima, no solo había ganado el programa y ayudado a mi causa sino que también había salido ¡ganando en el amor!

AL SOL DE HOY Y ya habiendo pasado tanto tiempo, lo que creo y siento es que cada persona tiene un propósito en la vida. Y cada cosa que te ocurre tiene también su propósito. A Fonsi le agradeceré eternamente su amor, su apoyo y todo lo que hizo para asegurarse de que yo estuviera bien. Hoy día, a pesar de que pueden haber heridas y sentimientos de coraje, de dolor o de angustia, reconozco y agradezco que en el momento en que más lo necesité estuvo ahí. Siempre lo querré y siempre buscaré tener una relación armoniosa con él.

Todo este proceso de abrirme y contar mi historia también me ha hecho pensar en otras alternativas para formar la familia que tanto anhelo. Fue con Armando Correa, el director de *People en Español*, que descubrí la alternativa del vientre sustituto. Me contó cómo fue su experiencia y me pasó la información del lugar que usó él para tener a sus bebés. Y todavía lo tengo guardado. Hoy día también estoy abierta a la adopción. Antes no lo había considerado como opción, pero ahora sí. No me preocuparía ser madre soltera. Lo que más querría es que Dios me hiciera el milagrito pero mi hijo será bienvenido y querido sin importar qué camino tuvo que recorrer. Como Dios me quiera mandar a ese bebé, aquí estaré con los brazos abiertos, lista para recibirlo o recibirla y darle todo mi amor y apoyo.

Ahora estoy lista. Es increíble cómo tantos acontecimientos que tienen que ver con la pérdida de algo hacen que pases por etapas similares como la negación, el enojo, la negociación, la depresión y la aceptación. Y algunas de estas etapas, como la depresión, pueden traer consigo cambios en tu cuerpo —por comer de más o de menos— o reacciones nerviosas que se manifiestan en la piel. Hay una infinidad de similitudes, sin importar en realidad qué te toque vivir. Sea la pérdida de un seno, un ser querido o un trabajo, todos sufrimos cosas parecidas, por diferentes que sean las circunstancias. Los que vivimos un momento así de duro a veces lo vemos mucho más grande de lo que es. No es por quitarle importancia, pero cuando uno está deprimido y pasando por una situación difícil, uno tiende a volcarse por el lado catastrófico cuando lo que debe hacer en general es todo lo contrario.

Fue así que descubrí que tenía más fuerza interna de lo que yo pensaba. Hice lo posible para concentrarme en lo positivo y encontré a una Adamari que no conocía. Descubrí un deseo de vivir que no sabía que estaba dentro de mí. Ahora, está clarísimo que sin el amor, el apoyo y la fortaleza de mi familia, de Fonsi, de mis amigos, de mi equipo médico y de la gente que oró por mí, mi experiencia con el cáncer hubiese sido otra. Quizá sin ese conjunto increíble de personas y de energía, salir adelante hubiese sido muchísimo más difícil. Pero tuve la bendición de contar con ellos en cada momento y etapa importante, y estaré por siempre agradecida.

Cuando me enfermé, jamás me pregunté *por qué* me estaba

pasando eso. Una vez estábamos acostados en el sofá, quizá cinco o seis días después de haber recibido la noticia, y Fonsi dijo: "¿Por qué a ti, por qué a nosotros, por qué te está pasando esto?", y mi respuesta fue: "No te preguntes *por qué*. Vamos a preguntarnos *para qué*".

No me interesaba explorar el por qué de ese momento. Sentía que no me iba a servir de nada ni me iba a llevar a ninguna parte porque es una pregunta que no tiene respuesta. Me pasó porque tenía que vivir eso que viví para crecer, para conocerme más, para ser la mujer que soy hoy día. Mi enfermedad no es una bendición porque no quiero volver a sufrirla, pero sí le agradezco a Dios esta vivencia porque me hizo dar cuenta de tantas cosas que a la final terminó dando un resultado positivo. Cuando llegan los momentos difíciles hay que lograr abrirse y ver más allá de uno para aprender de esa vivencia y seguir creciendo.

Alguien me dijo hace poco que hay que ver los momentos difíciles como una escalera. Uno va subiendo para superar ese momento, y la subida a veces cansa, pero de repente llegas a un plano donde puedes disfrutar de todo y prepararte para cuando te toque volver a subir la siguiente escalera. Hay que subir esas escaleras para apreciar y aprovechar realmente los momentos de plenitud en la vida.

Ahora yo estoy en ese plano, en ese momento de plenitud donde estoy disfrutando de lo que tengo y preparándome para la siguiente escalera, para cuando me toque volver a subir. ¡Y eso que me han tocado muchas escaleras seguidas! Pero gracias a estas he logrado aprender cosas de las que quizá no me hubiera percatado a solas.

A mí el cáncer de seno no solo me sirvió para descubrir mi fortaleza interna y mis ganas de vivir; también me dio un propósito en la vida. Antes, siempre tenía la intención de ayudar a los demás pero no tenía una visión clara de cómo hacerlo ni comprendía del todo lo que sufrían los demás porque todavía no me había tocado en carne propia. Tuve que darme mis propios golpes y tener mis tropiezos para aprender. Salir en la televisión es muy divertido, vestirse lindo hace que uno se sienta bien, pero de repente, después de mi operación, me di cuenta de que podía hacer mucho más con este acceso directo a las vidas de tantas personas. Espero poder cumplir con este propósito y seguir caminando y creciendo junto a toda la gente que me acompaña.

En cuanto al amor, hoy día quiero alguien que me quiera y que no me prometa lo que no puede cumplir. Mi lema ahora es: estamos juntos porque así lo deseamos, sin promesas inalcanzables. No se necesita un papel para definir nuestro amor. En esta etapa de mi vida lo que busco es estar tranquila y feliz.

Como bien dicen, nunca digas nunca, pero en este momento no me volvería a casar. No me niego a eso, pero ahora mismo no lo veo como una posibilidad. De todas formas, aunque quisiera hacerlo algún día, yo ya me casé ante Dios, y eso solo se hace una vez. Ya no me puedo volver a casar por la Iglesia, ya esa promesa la hice ante Dios y Él ya no reconocerá ese acto con otra persona. Yo soy católica, aunque soy muy abierta en términos de religión porque, para mí, todo lo que te haga bien espiritualmente, sin importar la religión que sea, es bienvenido. Sin embargo, como yo soy católica, hago siempre lo posible para estar en comunión con Dios. No me puedo volver a casar por la Iglesia pero puedo volver a ser feliz, amar y seguir por el camino del bien.

La idea de estar en pareja ahora viene con un concepto nuevo para mí, algo que no sé si alguna vez experimenté pero que me he dado cuenta es clave para mi bienestar. Yo quiero concentrarme en mí misma y quiero compartir lo que yo soy con quien quiera aceptarme como soy ahora. Por los retos que enfrenté en mi vida, me doy cuenta de que ahora la prioridad soy yo. Si no me doy esa importancia, nadie me la va a dar. Con todo y eso, no dejo de complacer a los demás, pero al no casarme siento que mantengo esa prioridad que ahora tanto necesito establecer. Los cambios internos y personales no son fáciles y cada uno, cuando está listo, hace lo que puede y como puede para llevarlos a cabo. Para mí, lo importante ahora no es casarme sino ver adónde se dirige mi relación y luchar cada día para ver si nos quedamos juntos o no. Nadie me tiene segura, ni yo tengo seguro a nadie. No quiero volver a caer en el error de cuidar tanto al otro que dejo de cuidarme a mí misma. Hoy día deseo tener voz y voto en mi relación porque eso me hace sentir mejor, más valorada.

Eso sí, quiero que quede claro que desear llevar mi nueva relación de una manera diferente a la anterior no significa que estoy cerrada al amor. Simplemente lo quiero vivir de una manera distinta. El no querer casarme no significa que no tenga la ilusión de vivir en pareja, de tener una familia y compartir con una persona el resto de mi vida. Yo lo único que pido es honestidad. Si mi pareja no me quiere, no hay por qué estar juntos, y viceversa. Pero lo que no quiero es más engaños. Si uno de los dos desea salir con otra persona, entonces que deje de salir conmigo y yo también dejaré de salir con esa persona. No es necesario llevarlo al punto del dolor. Es preferible sufrir el final de la relación de una manera más sana que lastimarse y pasar por ese dolor que proviene de seguir adelante sin ser honestos. Esa traición no se la deseo a nadie. La honestidad lo es todo para mí.

Espero seguir aprendiendo de los buenos y malos momentos, espero poder reconocer cuándo necesito ayuda y pedirla sin pena, y espero aprender a expresarme más libremente, evitar guardármelo todo hasta explotar. A veces no hablo lo suficiente. En muchas ocasiones me callo mucho para no herir pero, al guardármelo todo, al final la única que termina herida soy yo. Nunca quiero hacer sentir mal a nadie pero no me doy cuenta de que a veces, por no expresarme, mucha gente me hace sentir mal a mí.

También he aprendido que abrirse tiene su lado muy positivo. La familia es tu centro, sin duda, pero es increíblemente bueno aprender a convivir con personas que no conocen tus debilidades ni tus fortalezas porque eso te ayuda a crecer, a reconocer quiénes vienen con buenas intenciones y quiénes no, a ver cosas en ti que quizá antes no habías reconocido. En mi caso, abrirme me ha llevado a elevar mi comunicación. A pesar de que todavía me cuesta un poco, me estoy dando cuenta de que al hablar, al no guardarme todo, quizá encuentro más alivio que el que alguna vez imaginé.

En cuanto a mi cáncer de seno, hoy día me sigo poniendo escotes, pero me cuido de que no se me vean las cicatrices, que ahora son diferentes. Lamentablemente la segunda operación, aparte de que se complicó más que la primera, me dejó también otro tipo de cicatriz. En vez de seguir la dirección diagonal que tiene la cicatriz de mi primer seno, la doctora que hizo la segunda cirugía me la hizo de lado a lado. Aparte, no tuvo muy buena mano y me quedó una cicatriz un poco más ancha que la otra. Cuando me operé nuevamente, el doctor Terkonda intentó arreglarme un poco esa segunda cicatriz y, aunque quedó mejor, todavía requiere trabajo. En una, además, se formó un queloide, cosa que frenó el proceso de reconstrucción un poco. Todavía me falta pasar por un par de cirugías más para terminar con eso, pero ya no me preocupo tanto. Lo importante es que estoy sana, viva y feliz.

Con el cáncer de seno, hay un recordatorio constante en el cuerpo de lo que uno vivió y solo queda aprender a vivir con esa memoria y no dejar que te deje anclada en el pasado. Hace poco hice una sesión de fotos que me recordó que ya no tengo ciertas libertades de las que antes gozaba sin pensar. Como las dos cicatrices van hacia lados distintos, a veces se me hace difícil encontrar un vestido adecuado que no deje ver ninguna de las dos cicatrices. Y las sesiones de fotos también se han vuelto un poquito más complejas porque ya no me puedo poner lo que se me antoja o lo que me sugiere la estilista de la sesión. Ahora tiene que estar todo muy bien pensado. Además, la sesión en sí ha cambiado. Antes me concentraba solamente en modelar y en representar la actitud que me pedía el fotógrafo o la escena. Ahora debo hacer eso pero teniendo en cuenta que si estiro demasiado un brazo, se me puede asomar la cicatriz por un lado, y que si estiro el otro, se me puede asomar por abajo. Se me dispersa la concentración y lo que una vez fue ligero y divertido por momentos se puede transformar en una tarea en la que hago malabares para quedar bien y no dejar escapar rastros de mi enfermedad. Suena como algo sencillo, pero para mí es un constante recordatorio de una enfermedad que, aunque logré sobrevivir, definitivamente me cambió la vida.

Yo me considero una persona miedosa. Y al sol de hoy, todavía lo soy, pero todo lo que me tocó vivir me ayudó a conocerme mejor, cosa que no había hecho antes. De joven vivía en una burbuja y en un mundo de felicidad y ausencia de problemas; trabajaba pero, si necesitaba algo, mis papás siempre estaban ahí para mí. Pagaba todas mis cuentas a tiempo, no tenía deudas pero tampoco era tan responsable con el dinero porque no lo había manejado nunca. No tenía grandes responsabilidades más que cumplir con mi trabajo. Vivía en una casa que estaba paga, tenía un carro que pagaban mis padres, el dinero que me ganaba se iba como venía porque no tenía esa conciencia del ahorro ni pensaba mucho en eso. No tenía tanta conciencia social. Sí, a veces cooperaba para ayudar a otra gente, pero no lo comprendía del todo. Nunca me había faltado nada, nunca me había pasado nada grave. Entonces, sí: tenía buena voluntad para ayudar al prójimo pero nunca me había sentado a pensar cómo sería la vida de esa otra persona y por qué había que ayudarla.

Por los golpes que sufrí —mi enfermedad, la de mis padres, el divorcio— fue que descubrí realmente cuáles eran mis responsabilidades en esta vida. Tomé conciencia de lo importante que es no solo que yo esté bien sino que los demás también lo estén. Aprendí a valorarme más. Y me di cuenta de que ser positiva es algo que me resulta esencial en esta vida. Sin importar lo que uno viva, hay que recordar que todo lo que uno atrae con la mente consciente e inconscientemente se puede materializar. Si intentamos tener pensamientos positivos hasta en los momentos más grises, es mucho más probable que logremos salir adelante.

Ahora espero que con esta nueva etapa que estoy por comenzar pueda seguir creciendo como persona y como artista. Siento que voy a encontrarme en una posición muy linda, de mucho aprendizaje. En este proyecto nuevo al que me enfrento en *Un nuevo día* será muy gratificante poder tener día a día un contacto más directo con la gente. Es algo que todavía no he experimentado y me da muchísima ilusión porque siento que voy a poder hacer mucho más por ellos. Espero no solo divertir a la gente y acompañarla al comenzar su día, sino también poder aprovechar un medio tan útil para hacerle llegar información importante, ayudarla a crear conciencia sobre diferentes temas y compartir todo lo que pueda para mejorar el autoestima de las personas, su salud, su humor, lo que venga. La gente me ayuda a mí más de lo que ellos creen. Quizá esta sea la oportunidad de devolverles esa ayuda y ese apoyo.

Al enterarse de este proyecto, mucha gente me pregunta cuándo volveré a estar en una novela. Ahora, con *Un nuevo día*, estoy entrando en una etapa nueva de trabajo que me resulta un reto emocionante. Eso no significa, sin embargo, que le esté cerrando la puerta a las novelas. Seguiré incursionando en muchas cosas de las que he hecho antes, pero ahora simplemente voy a dedicar el tiempo necesario para dar lo mejor de mí en este papel nuevo que me toca vivir. Primero necesito acoplarme al ritmo del programa, a mis nuevos compañeros de trabajo, y debo darme el espacio para desarrollarme bien en este nuevo rol; así podré dar lo mejor de mí al público. Si intento hacer todo a la vez, no podré hacer nada demasiado bien. Quiero estar enfocada, aprender, crecer. Esto es algo totalmente nuevo para mí y requiere conocimiento, vocabulario, la espontaneidad de salir al aire en vivo y descubrir la manera en la que pueda ayudar a toda esa gente que tanto apoyo me ha brindado a lo largo de mi carrera y mi vida. A lo mejor, el propósito de mis vivencias es poder llegar a este programa y comunicarle a la gente que todos podemos pasar por etapas y situaciones difíciles, que todos podemos enfrentarlas, que algunas etapas serán más fáciles que otras, pero que juntos podemos triunfar.

En medio de todas las cosas buenas y malas, he vivido una vida plena y bonita. Hasta la enfermedad no me habían tocado muchos momentos difíciles. De ahí para acá se han desatado algunos, claro, pero llegar a los treinta y tres años con una vida así de balanceada es una bendición que agradeceré eternamente. Hasta ese momento siempre me interesó ayudar al prójimo pero no tenía claro cómo hacerlo. Si tenía que elegir entre una fiesta o un evento benéfico, quizá en aquel entonces hubiese elegido la fiesta. Hoy eso ya no es así. Pero en aquel entonces, esa conciencia todavía no estaba clara en mí. No comprendía la importancia de brindarle una verdadera ayuda a una persona o a un grupo. No me había dado cuenta de que podía usar mi fama como actriz a favor de una causa o para crear más conciencia. Salir en la televisión y entrar en los hogares de millones de personas es una herramienta que, usada con inteligencia, puede crear conciencia y hacerle bien a la gente. Yo no logré comprender eso hasta que me enfermé. Ahí me di cuenta de que no tenía un compromiso serio y real para con la gente, y esa experiencia de vida, en ese sentido, me cambió para bien.

No sirve de mucho que yo sola esté bien si no le extiendo una mano a alguien más para brindarle ayuda. Aprendí que la vida no se trata solo de mí. No cuesta nada regalarle una sonrisa o una palabra de aliento a alguien que está pasando por un momento gris. Somos muchos seres humanos viviendo en este planeta; si todos nos ayudamos, los momentos duros se harán más llevaderos.

Meter a Dios en la conversación a veces es difícil porque todo el mundo tiene una creencia distinta y respetable, pero en mi caso, Papa Dios sabe lo que hace. A lo mejor, al principio de mi vida me brindó una época hermosa con miles de momentos maravillosos, dentro de una familia espectacular, para que luego tuviera la fuerza para enfrentar las pruebas de la vida. Y así aprendí que la vida está repleta de momentos lindos y duros, y que está en uno escoger cómo seguir adelante. En las buenas y en las malas, yo elijo hacerlo sonriéndole a la vida.

A mí todavía me queda mucho por sanar. Comencé este libro con la idea de compartir mi historia, pensando que quizá alguien la leería y se sentiría identificada y quizá hasta inspirada, pero en realidad ha sido una herramienta increíble para terminar de sanar ciertas heridas que todavía tenía a flor de piel. Ha sido una verdadera catarsis y no se me ocurre mejor idea que compartirla con la gente que me siguió en las buenas y en las malas. Gracias a todos mis fans, sigo parada aquí, llena de fortaleza y lista para emprender el reto que sea. Sí, soy positiva y tengo buena actitud, y eso sin duda me ha ayudado, pero sin el apoyo de la gente no soy nadie. Las muestras de cariño, el acercamiento y el apoyo de todos mis fans me han ayudado a sobrellevar momentos imposibles de imaginar. Me siento dichosa de contar con eso.

Al sufrir el cáncer de seno, muchas mujeres tienden a sentir pena por ellas mismas, y sin duda es uno de los momentos más difíciles que le puede tocar atravesar a una mujer, pero no todos los casos son terminales. Sí hay esperanza para muchas y una herramienta clave en estos casos es la actitud. Para mí fue esencial no victimizarme porque esa victimización es muy negativa. Y esa negatividad, como energía, no atraerá lo mejor ni te ayudará con la recuperación sino que más bien te mantendrá las manos más atadas. La rabia viene y va y vuelve a venir, eso es cierto. Además, no es una enfermedad que sufre uno solo sino que la familia entera se ve afectada. Ellos también se deprimen, a veces no saben qué decir y uno de repente se encuentra con que no solo tiene que bregar con los sentimientos internos sino también con los de la familia. Y ellos, a su vez, también tienen que bregar con uno.

No es un camino fácil, lo sé. Al vivirlo, en realidad, el proceso parece interminable. Pero si hay un denominador común entre todas las mujeres que sobreviven a esta enfermedad es que salen más fuertes, con más propósitos y con más ganas de vivir. Yo descubrí, por ejemplo, que era muchísimo más valiente de lo que pensaba. Es más, no me consideraba una persona valiente sino más bien miedosa, y si algo he aprendido es que tengo guardaditas dentro de mí muchas más agallas de las que creía. Llevo ya seis años como sobreviviente y estoy entrando en una de las etapas más lindas que he vivido en mucho tiempo. Todo tiene un proceso, algunas cosas son más fáciles de superar que otras pero, a la larga, yo tengo fe en que se puede.

Sin importar lo que me toque llorar o lo que me toque vivir,
siempre voy a sonreír.

Agradecimientos

Gracias a Dios por guiarme, por darme la fortaleza para enfrentar las dificultades y por los hermosos momentos de mi vida.

A mis padres, Luis y Vidalina, por su inmenso amor, su disciplina, su apoyo y por inculcarme buenos valores. Ustedes son todo en mi vida. Los amo más allá de lo que las palabras pueden decir.

A Adilsa, por tu entrega, amor infinito y por tantos momentos de complicidad.

A Adaline, por regalarme paz y amor. Siempre tienes las palabras correctas.

A Adalberto, el hermano que todos quisieran tener. Siempre me he sentido protegida y feliz a tu lado.

A Wilmer, gracias por cuidarme como si fuera tu hermanita pequeña y por consentirme cocinándome platillos deliciosos. :)

A Adil y Bombi, por el apoyo en todo momento, pero sobre todo porque me han regalado una de las más grandes alegrías al elegirme como la madrina de Azul y Akon, a quienes amo profundamente.

A Antonella, Wilmer Luis y Alejandro, por sus risas que me llenan de vida.

A toda la familia López, por ser incondicional conmigo. ¡Los quiero!

A Eli, mi mejor amiga y uno de los mejores seres humanos que conozco. Gracias por tus llamadas tan insistentes hace veinticuatro años, por entender mis silencios y ver más allá de mis palabras.

A Dorita, Alejandro y Alexa, por elegir ser mis hermanos, por la dicha de ser parte de sus vidas antes y ahora con el nacimiento de mi ahijada Alexa, por darme fuerza, por las palabras de aliento, por ofrecerme vida, por todo su amor.

A Mara, porque aunque a veces "me pierdo", siempre me acoges con cariño brindándome tu amistad, apoyo, consejos y risas. Tú también me ofreciste vida y eso jamás lo olvidaré.

A Sandy, Johnny, Natalia, Thalía, Jahn Gabriel, que mucho los quiero. Con ustedes siempre soy feliz aunque esté triste.

A Alexia, Sonia y María, mis amigas de toda la vida, por nuestras reuniones llenas de recuerdos, alegrías, tristezas, amor y muchas risas. María, tú también me ofreciste vida, jamás lo olvidaré. ¡GRACIAS!

A Solimar, Patricia, Maremi, Maggie y Consuelo, gracias por estar en los momentos felices y en los más duros.

A Cecyl: eres un ser humano maravilloso. Qué rico contar con tu cariño y apoyo. Me cuidas, me consientes y también me "jalas las orejas". Te quiero a lo venezolano y a lo boricua.

A Karla y Tommy, por permitirme entrar en sus vidas y cobijarme en ellas.

A Mama, gracias por tanto amor. Te respeto, te admiro, te quiero y te querré siempre.

A Carlitos Pérez: siempre me haces reír y disfruto enormemente tu compañía. Nos entendemos aun sin hablar.

A Neca, Ileana, Dali e Hycha, gracias por el cariño y la amistad sincera.

A José "Colibrí" López, por tu cariño y asesoría.

A Omar Cruz, gracias por tu amistad, confianza, sinceridad, por tantas fotos chic que me haces y por no cobrarme los consejos. Te quiero.

A Paula Arcila: tu amistad, tus comentarios y tu cariño son importantísimos para mí. Gracias por sacar de tu tiempo para ayudarme y darme tu punto de vista.

A Gesi, Vane, Gil, Idalmis, Nany, Tati, Rosy y Glida: qué rico contar con ustedes. Gracias por tanto cariño.

A María Elena y Vivian Camejo, por regalarme luz y enseñarme el camino.

A los doctores Derhagopian, Elsa López, Echenique, Eva Cruz, Varela, Fulmer, Cabanilla, Darío Pancorvo, María Emilia Vila y Edith Pérez: ustedes han tocado mi vida de una manera especial. Todos han tenido que ver con mi recuperación y todos me hicieron sentir una paciente y una persona especial aun sin saber quién era. Gracias por ser excelentes profesionales y brindarme tanto apoyo.

Al doctor Sarvam Terkonda: admiro tu dedicación, tu bondad, tu profesionalismo y agradezco que hayas traspasado la barrera doctor/paciente. Además de ser mi mejor doctor puedo decir que eres mi amigo. Gracias por cuidarme tanto.

A la doctora Sandra Franco y la doctora Alejandra Pérez: al llegar adonde ustedes me sentí tranquila. Me orientaron y calmaron mis angustias. Doctora Franco: Colombia tiene en usted a una increíble profesional y a un maravilloso ser humano. Doctora Pérez: ¡No se me regrese a Colombia usted también!

A Carlos y José Nassar: su conocimiento y pronta acción me mantienen viva.

A Don José, mi viejito bello, mi papá mexicano: me cuidaste y me quisiste como a una hija. Me acuerdo de ti todos los días. Te extraño. Eres mi ángel y siento que aún me cuidas y vigilas mis pasos desde allá arriba. QEPD.

A Soraya: aunque no compartimos, gracias a tu guía conseguí fuerza y unos doctores increíbles. QEPD.

A Tony Mojena y a todo el equipo de TME, incluyendo Tita, Bobby, Gretchen, Rodney, Brenda y Zulma: gracias por permitirme compartir con ustedes y por apoyar mi carrera.

A Luis Fonsi: gracias por el maravilloso e inmenso apoyo que me diste durante mi enfermedad y cuando más te necesité. Siempre desearé lo mejor para tu vida.

Agradecimientos

A Puerto Rico, mi bella isla del encanto, por acunarme, orar por mí, apoyarme en mis proyectos, por disfrutar mis alegrías y llorar mis penas.

A Televisa, por quince años increíbles. Al aceptarme en su familia, la empresa no solo le dio el empuje hacia el reconocimiento internacional que le faltaba a mi carrera, sino que, al atravesar ese primer golpe en mi vida, no dudó en ayudarme a cubrir algunos de los gastos de mi primera operación. Nunca lo olvidaré.

A México, por abrirme las puertas de su hermoso país y hacerme sentir como una hija mexicana.

A Yoplait, por darme la oportunidad de orientar a la gente y hablar de lo importante que es la salud de los senos a través de la campaña *Save Lids to Save Lives*.

A Cecilia Molinari: me escuchaste, entendiste cada palabra, cada gesto, cada silencio, cada lágrima, cada sonrisa. ¡Gracias!

A Toni Costa, porque llenas mi vida de amor y paz. Gracias por regalarme tantos momentos felices. ToniPa, Carmen, Lorena, Juanjo, Noa: os quiero.

A Aleyso Bridger y Alexandra Orozco, por ser unos agentes literarios fantásticos que encontraron el hogar perfecto para publicar mis palabras.

A Andrea Montejo, gracias por la edición detallada del manuscrito, las palabras de aliento y las recomendaciones que ayudaron a mejorar y aclarar mi historia.

Agradecimientos

A Raymond García, director editorial de Celebra, un sello editorial de Penguin: gracias por creer en mi historia y brindarme la posibilidad de compartirla con mis lectores.

A las sobrevivientes del cáncer de seno, a las que están luchando y a las que no lo lograron, gracias por darme fuerza y ayudarme a pelear esta batalla.

A todos los que me enviaron un buen pensamiento, energía positiva, una oración, una carta, una novena, un pañuelo, un rosario, una medalla, un aceite, un libro… ¡GRACIAS!